8 Te 69/33

TRAITÉ

PRATIQUE

DE

L'OEIL ARTIFICIEL.

Imp. de P. N. Rougeron, Imp. de S. A. S. Mad. la Duch.
Douairière d'Orléans, rue de l'Hirondelle, N.º 22.

TRAITÉ

PRATIQUE

DE L'OEIL ARTIFICIEL,

OU

Expériences et Observations sur l'art de cacher la difformité produite par l'atrophie totale ou partielle de l'organe de la vue à la suite de toutes maladies, opérations et accidens quelconques ;

Contenant la méthode de l'auteur pour procéder sans douleurs à l'application de l'œil artificiel, lui procurer sous les paupières les mouvemens de l'œil sain, et enfin garantir son usage de toute incommodité.

Ouvrage utile et pouvant servir de guide aux personnes du monde privées d'un œil, et à celles qui se livrent à l'étude de cette partie de la médecine qui traite de l'organe de la vue.

Par HAZARD–MIRAULT,

Membre de l'Athénée des Sciences, Lettres et Arts de Paris, de la Société d'Encouragement pour l'Industrie Nationale, etc. etc.

A PARIS,

L'auteur, rue Ste.-Apolline, N.º 2.
PONCET, Libraire, Quai de la Grève, N.º 20.

1818.

L'estime particulière que vous aviez pour M. Hazard , mon oncle , les éloges que vous donniez à ses talens , et la bienveillance dont vous continuez de m'honorer, m'enhardissent à vous offrir cet ouvrage. C'est l'exposé d'une méthode, aux résultats de laquelle vous avez souvent applaudi , et dont les succès , répondant

a

à votre approbation, ont fait la célébrité
de mon maître.

Quelque distance qu'il y ait de la
science conservatrice de nos organes et de
leurs fonctions, à l'art qui ne peut qu'en
reproduire l'apparence pour en cacher les
difformités, vous ne l'avez pas moins cité
avantageusement dans un ouvrage entièrement consacré aux maladies chirurgicales,
dans ce traité que la France et les savans
étrangers regardent comme l'un des plus
beaux monumens de la chirurgie moderne.
Si vous y avez indiqué les moyens de
cacher les cicatrices de l'œil humain malheureusement détruit, c'est que rien ne
paroît indifférent au génie, au savant philosophe, au véritable ami de l'humanité.
Si je relève cette attention délicate pour les
moindres choses qui peuvent la soulager,
ce n'est point assurément dans l'espoir
d'augmenter en rien vos titres à la reconnoissance publique, ni d'ajouter à la juste
considération dont vous êtes entouré.

Je n'en parle ici que pour vous attribuer
la confiance de mes lecteurs, le succès

d'un livre dont vous avez annoncé l'utilité, provoqué l'existence , et pour vous en témoigner publiquement toute ma reconnoissance.

Puisse le monde et vous-même ne voir dans cet hommage que la preuve , trop foible à la vérité , mais sincère , de mon attachement, de mon admiration et d'un sentiment, enfin, auquel le respect même ne peut m'empêcher de donner le nom de l'amitié la plus durable.

H.^d M.^{lt}

PRÉFACE.

Beaucoup d'auteurs se sont longuement étendus dans leurs ouvrages sur la beauté, l'excellence, la structure, le mécanisme ingénieux et l'extrême utilité de l'organe de la vue. Ses effets comme instrument d'optique, les parties nombreuses qui le composent, les altérations de ses humeurs, tous les états maladifs et les accidens auxquels il est exposé, ont été reconnus, observés et décrits. La médecine et la chirurgie se sont occupées avec succès du traitement de ses nombreuses affections. La plupart des écrivains, qui lui ont consacré leurs veilles, n'ont pu se défendre d'un sentiment d'enthousiasme pour le plus extraordinaire de nos organes; pour ce *miroir de l'ame*, cette *fenêtre de la pensée...* Ils ont dit que la privation de la vue étoit une mort anticipée. Ils ont été jusqu'à reprocher à la nature de n'avoir pas pris un soin assez particulier de sa conservation, soit par la multitude des incommodités qui peuvent l'attaquer à tout instant, soit par la difficulté de trouver des remèdes qui les rétablissent. Les plus modérés ont reconnu que cette sage nature a fait de l'organe du plus exquis des sens le plus bel ornement, la beauté principale de la figure humaine. *Pulchritudo hominis maxime in oculis consistit. Nihil in vultu oculis elegantius et amabilius.* Rien en effet de plus beau, de plus séduisant, qui donne à la physionomie plus de vie, d'expression ; rien enfin qui charme davantage. Eh ! qui jamais a douté du pouvoir de deux beaux yeux ?... Mais cette beauté, ce pouvoir, ce charme, cette séduction sont perdus quand l'un de ces organes est détruit. On s'est, depuis un temps immémorial, occupé de réparer cette difformité, et jamais avec autant de succès que de nos jours : ce qui n'étoit autrefois qu'un secret, connu seulement de quelques familles, est à présent un art, une industrie toute française, auxquels les étrangers viennent payer le tribut. Tous les auteurs qui ont écrit sur l'œil humain ont parlé des yeux artificiels, presque tous en ont fait l'éloge ; mais aucun n'a décrit le mode de procéder pour rendre son usage facile. Nous avons une infinité d'ouvrages estimés sur toutes les autres parties de la *prothèse*, mais rien de satisfaisant sur *l'œil artificiel*. Le célèbre Mauchard est le seul qui ait regardé ce moyen

de réparer les difformités du premier
de nos organes comme digne de ses
recherches. Sa dissertation latine sur
ce sujet est assez rare, pour qu'on ne
me sache pas mauvais gré de l'ajouter
à la suite de cet ouvrage; mais elle ne
contient rien d'assez utile aux personnes du monde peu familières avec le
latin, pour que j'en fasse ici la traduction. C'étoit cependant pour donner cette traduction au public, que je
me l'étois procurée; mais, je le répète,
ce ne seroit que très-inutilement augmenter ce volume. Je me bornerai à
faire remarquer que l'auteur se plaint
de ce que tous les oculistes, qui ont
fait les plus longs traités sur les
maladies des yeux, n'ont parlé que
très-superficiellement de l'œil artificiel, et se sont copiés les uns les autres; je puis ajouter que tout ce qui
a été dit sur cet objet depuis Mau-

chard, a été traduit presque littérale-
ment de sa dissertation.

J'ai entrepris cet ouvrage, moins
pour m'emparer d'un sujet qui n'a pas
encore été traité, que pour répondre
aux questions multipliées qui me sont
adressées sur les moyens de faire usage
des yeux artificiels. Les savans les plus
distingués dans l'art de guérir m'ont
même encouragé à recueillir mes observations en ce genre, et ce sont leurs suf-
frages et l'espoir d'être utile qui me déterminent à les donner au public. Ce
ne sont ici, ni des spéculations, ni des
conjectures, ni des hypothèses ; c'est
l'exposé d'une méthode pratiquée avec
succès depuis 45 ans, dont les résultats principaux sont de rendre facile
l'usage d'yeux artificiels, qui, sans
gêner les mouvemens des paupières,
imitent et les couleurs et la vivacité, et
surtout les mouvemens de l'œil naturel.

Il ne faut que consulter la table des chapitres de cet ouvrage, pour juger de l'ordre que j'ai suivi dans sa rédaction : je crois avoir choisi le plus naturel et le plus simple, je voudrois qu'on en puisse dire autant du style ; j'ai surtout évité le néologisme , les mots scientifiques grecs ou latins : c'est pour être compris des personnes du monde que j'ai écrit, c'est pour être bien entendu que je me suis livré à quelques répétitions de vérités utiles ; c'est encore pour parvenir à ce but que j'ai terminé cet ouvrage par une sorte de petit dictionnaire des mots techniques , qu'il n'a pas été en mon pouvoir d'éviter : ainsi les mots *cornée , pupille , iris , etc.* qui n'ont pas d'équivalens dans le langage ordinaire , avoient besoin d'être bien expliqués aux personnes qui ignorent les parties de l'œil que ces mots désignent.

Ce vocabulaire m'a donné le moyen d'éviter des notes nombreuses, et le reproche qu'on peut faire à beaucoup d'écrivains, d'ajouter à leurs productions une trop grande partie des ouvrages d'autrui, non pour que les leurs en paroissent plus intelligibles, mais plus volumineux. Je me suis attaché, dans la rédaction de cette table oculaire, à rendre les explications des mots extrêmement brièves. Au mot *œil*, par exemple, je donne, après bien des savans, la description de l'œil humain; mais j'évite une description anatomique et complète, *les procès ciliaires*, *l'humeur de morgani*, *etc.* auxquels les gens du monde ne comprendroient rien, pour ne parler que des parties principales, *la cornée*, *l'humeur aqueuse*, *l'iris*, *la pupille*, *le cristallin*, *l'hu-*

meur vitrée, la rétine, la choroïde,
la sclérotique et la conjonctive. Si je
me suis servi quelquefois des expressions d'auteurs connus, c'est que les
miennes n'auroient pu être ni plus
laconiques, ni plus claires, de sorte
qu'il seroit injuste de regarder cet ap-
pendix comme une compilation.

Ce n'est pas par amour-propre que
je fais cette remarque, mais je ne veux
pas laisser penser que mon but ait été
de donner un abrégé du Dictionnaire
opthalmologique de M. le baron de
Vinzel, ouvrage en 2 volumes in-8°.
d'un mérite bien au dessus des éloges
que je pourrois lui prodiguer, et auquel doivent avoir recours tous ceux
que mon Vocabulaire ne satisferoit pas.
Mon but n'a pas été non plus de faire
un traité de médecine ou d'anatomie
populaire, je me fais gloire de parta-

ger l'avis des savans professeurs de notre école. Tous ces conseils prodigués au peuple sur sa santé lui sont beaucoup plus nuisibles qu'utiles. Une instruction imparfaite dans les sciences comme dans les arts détruit un préjugé, et donne naissance à mille erreurs : l'ignorant qui se croit instruit est bien autrement dangereux que l'homme simple qui connoît son incapacité.

Ce n'est donc véritablement que l'explication de quelques termes d'anatomie, de quelques noms de maladies, de quelques remèdes, des collyres, par exemple , dont je ne traite avec un peu d'étendue, que pour démontrer combien il faut être en garde contre leur application mal ordonnée. J'ai joint à ce travail une notice abrégée sur mon maître et mon parent; j'espère qu'on voudra bien n'y voir que les sentimens qui me l'ont dictée.

TABLE

Des Chapitres servant de division à cet Ouvrage.

CHAP. I.er *De l'œil artificiel en général.* . 1.

II. *Notions historiques sur différentes espèces d'yeux artificiels.* . . . . 6.

III. *Du bandeau.* . . . . 10.

IV. *Des ecblephari.* . . . . . . 15.

V. *Des ypoblephari.* . . . . . . 19.

VI. *Invention de l'œil artificiel en verre.* 23.

VII. *De l'œil artificiel en émail.* . . . 29.

VIII. *Utilité de l'œil artificiel en émail.* 38.

IX. *Description de l'œil artificiel en émail.* 45.

X. *Une opération chirurgicale ne doit jamais précéder l'introduction de l'œil
artificiel.* . . . . 50.

XI. *Dispositions qui doivent précéder l'introduction de l'œil artificiel.* . . 54.

XII. *Cas particuliers où l'introduction de
l'œil artificiel est impraticable ou
dangereuse.* . . . . 60.

XIII. *Introduction de l'œil artificiel* . 66.

XIV. *Extraction de l'œil artificiel.* . . 72.

XV. *Effet de l'œil artificiel sur la conjonctive des paupières et du globe.* 76.

Chap.

XVI. *Progression à suivre dans la grosseur de l'œil artificiel pour arriver sans douleur à la grosseur du naturel.* . . . . 8o.

XVII. *Formes particulières que doit avoir l'œil artificiel dans certains cas.* 85.

XVIII. *L'œil artificiel ne doit causer aucune douleur.* . . . . 9o.

XIX. *L'œil artificiel doit et peut imiter les mouvemens de l'œil naturel.* 95.

XX. *Durée de l'œil artificiel.* . . . . 99.

XXI. *L'œil artificiel dépoli est nuisible.* 1o6.

XXII. *Moyens de réparer quelques accidens produits par l'usage trop long-temps prolongé du même œil artificiel dépoli.* . . . . . 118.

XXIII. *L'œil artificiel ne peut nuire à la vue de l'œil naturel.* . . . . 125.

XXIV. *Moyen de correspondance entre l'artiste-oculiste et le malade.* . 137.

XXV. *Conseils généraux.* . . . . . . 147.

Table alphabétique des mots techniques employés dans cet ouvrage. . . . . 161.

Notice sur Charles-François HAZARD. 2o9.

Dissertation de David MAUCHART. . 221.

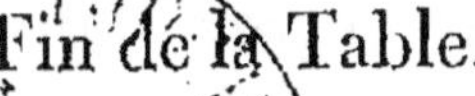

Fin de la Table.

TRAITÉ

TRAITÉ

PRATIQUE

DE L'OEIL ARTIFICIEL.

CHAPITRE PREMIER.

De l'Œil artificiel en général.

L'ART d'exécuter les yeux artificiels en émail est bien peu connu, bien peu cultivé; et cependant je crois pouvoir ajouter que l'art plus difficile de les placer convenablement sous les paupières est encore bien plus ignoré.

Je ne me propose pas d'indiquer ici les procédés chimiques aux moyens desquels on parvient à imiter avec des émaux les couleurs et la forme de l'œil humain. Ces travaux sont trop multipliés, et exigent des instructions préliminaires trop étendues sur la composition de l'émail, sur son emploi; il me faudroit entrer dans de trop longs détails pour que je n'en fasse pas le sujet d'un traité particulier, qui sera la seconde partie et le complément de cet ouvrage.

Je me propose donc de ne donner ici qu'une juste idée des moyens très-simples employés pour disposer à l'usage de l'œil artificiel, et pour rendre cet usage aussi commode qu'il est par fois nécessaire d'y avoir recours.

Je ne vais parler que d'après l'expérience d'une pratique de quinze ans, précédemment éclairée par celle de feu M. Hazard, mon maître dans cette partie, qu'il avoit poussée à son plus haut degré de perfection.

J'ai l'espérance de détruire, par le simple exposé de notre méthode, une foule de préjugés auxquels ont donné lieu sans doute les anciens artistes en ce genre, et le silence des hommes de l'art, dont aucun, que je sache, n'a spécialement écrit sur cette matière : cependant il n'existe pas un ouvrage sur les maladies des yeux qui ne recommande l'usage de l'œil artificiel, comme l'unique ressource dans beaucoup de cas. Je ne connois sur cette matière qu'une dissertation latine de David Mauchart, qu'on peut lire à la fin de ce volume. M. le professeur Boyer, dans son Traité des maladies chirurgicales, en a consacré aux yeux artificiels les pages 617 et 618 du 5.ᵉ volume, et M. le docteur de Wenzel, les pages 190 et 191 du 2.ᵉ volume de son Manuel de l'oculiste.

En général, on croit dans le monde *qu'une opération chirurgicale doit toujours précéder la pose de l'œil artificiel, qu'on ne peut endurer ce corps étranger sous les paupières sans de grandes douleurs, qu'il s'y tient fixe, ne pouvant imiter aucun des mouvemens de l'œil naturel, qu'il ne permet pas aux paupières de se fermer pardessus, et qu'enfin son usage prolongé nuit au bon œil et à la vision.* Ce sont là des erreurs qu'il me seroit peut-être facile de réfuter sur-le-champ : et comme ce philosophe qui, entendant nier le mouvement, se mit à marcher; montrer ou prendre en témoignage toutes les personnes de ma connoissance, et le nombre en est grand, qui portent, depuis bien des années et sans la moindre gêne, des yeux artificiels de ma

1*

composition. Si ces yeux les blessoient, comment pourroient-elles les souffrir, quand nous savons tous que la plus petite ordure, introduite sous les paupières, y fait éprouver des douleurs insupportables. Mais cette manière de réfuter des erreurs depuis long-temps accréditées, pour être la plus sûre, n'en seroit pas la plus commode à mettre en pratique auprès de la plupart de nos lecteurs. Il me semble que je ne peux mieux détruire ces préjugés, qu'en établissant les causes qui les ont fait naître. Ces causes se rattachent à l'histoire de notre art. Je vais en donner un abrégé rapide. En décrivant les procédés anciens, je montrerai tout ce qu'ils ont de défectueux, et l'on concevra sans peine combien, en effet, ils ont dû faire naître de préventions défavorables. En décrivant les moyens modernes, j'en démontrerai l'utilité, et l'on reconnoîtra tout aussi facilement, je l'espère, que ces préjugés ne doivent plus exister. Peut-être saura-t-on quelque gré aux hommes qui, parvenus à pallier une pareille difformité, loin d'en faire un secret, comme ceux qui les ont précédés , se font au contraire un devoir de publier les résultats de leurs observations et de leur pratique en ce genre. Sans la confiance de mon parent, qui m'a initié dans tous les secrets de cet art, il n'auroit peut-être été possible à personne de publier ce traité , dont tous les faits seront de la plus grande exactitude,

CHAPITRE II.

Notions historiques sur différentes espèces d'Yeux artificiels.

On fait remonter jusqu'au temps de Ptolomée Philadelphe , roi d'Egypte , l'usage des yeux artificiels ; ce qui prouve que le besoin de cacher, de masquer, d'une manière plus ou moins adroite , la difformité produite par la perte d'un œil , ne vient pas d'un excès de délicatesse de la société moderne, mais bien de la nécessité, où sont les hommes, qui veulent se réunir , de se rendre le moins désagréables possible les uns aux autres.

On sait jusqu'où fut poussé, chez quelques peuples de l'antiquité, l'amour de la beauté, la haine des difformités humaines : l'usage barbare qu'ils avoient contracté d'étouffer au berceau les enfans qui leur paroissoient devoir être contrefaits , n'est malheureusement pas une fable.

Si donc un sentiment inné a toujours

porté l'homme en société, sauvage ou policé, à se couvrir d'ornemens étrangers , dans l'espoir de rehausser l'éclat de sa beauté na-turelle : combien , à plus forte raison, a-t-il dû rechercher , dans tous les temps , les moyens de suppléer aux parties de son corps offensées , mutilées ou détruites.

Les anciens avoient imaginé deux sortes d'yeux artificiels.

Les uns qu'ils plaçoient sur les paupières, et que, pour cette raison , ils appeloient *ecblephari* : les autres qu'ils nommoient *ypoblephari*, parce qu'ils les introduisoient sous les paupières.

Les ecblephari étoient composés d'une verge de fer ou d'acier qui faisoit le tour de la tête. A l'une de ses extrémités étoit une plaque recouverte d'une peau très-fine, sur laquelle on peignoit un œil avec ses paupières, ses cils, etc.

Les ypoblephari étoient formés d'une coque métallique convexe et concave , à peu près comme une coquille de noix , sur laquelle on peignoit l'iris, la pupille et le blanc du globe de l'œil ou la sclérotique. On introduisoit cet appareil sous les paupières, et la lime étoit chargée d'ôter de ses bords la partie qui, le rendant ou trop convexe ou trop volumineux, incommodoit le malade, jusqu'à ce qu'enfin ce corps, quoique très-brut, fût devenu moins insupportable au patient.

Ces procédés ne suffisoient-ils pas, je le demande, pour donner naissance à tous les préjugés que je prétends détruire. Mais avant de nous étendre davantage sur les *ecblephari* et les *ypoblephari*, il faut, pour procéder par ordre et ne pas être accusé d'écrire une histoire plutôt qu'un traité, il faut, dis-je, nous occuper du *bandeau*, de cette écharpe noire que nous voyons si souvent encore ceindre le front de tant de personnes qui croyent peut être n'avoir que ce moyen pour dérober leur infirmité au regard du monde. L'usage de ce bandeau a dû précéder celui des yeux artificiels; et quoi de plus naturel, en effet, que de

recouvrir l'œil privé de la vue d'une sorte
de compresse qui peut laisser croire encore
à un simple état maladif de cet organe,
et que, par prudence, on garantit ainsi
de la trop grande action de la lumière.

CHAPITRE III.

Du Bandeau.

Le bandeau, dont je parle , n'est pas cette bande destinée à soutenir une compresse à la suite d'une opération, et que l'homme de l'art a grand soin de ne faire appliquer que pendant le laps de temps bien juste exigé par la maladie. C'est au contraire une sorte de cravate noire , ou le plus souvent un taffetas de cette couleur , collé sur un morceau de carton de la grandeur d'une pièce de cinq francs , ajusté à deux cordons, *Voyez* fig. 1.re

Ce n'est pas ce *monoculus* des hôpitaux destiné à faciliter la cicatrisation des plaies du globe de l'œil , c'est au contraire une sorte d'*opercule* que certaines personnes portent toute leur vie devant un œil qui a perdu ses facultés visuelles , mais dont toute cicatrice est bien terminée. C'est un appareil qu'on est souvent obligé de serrer très-fortement, afin de le mieux assujettir ,

et qui, par cela même, a le malheureux inconvénient de s'opposer à l'écoulement des
larmes, qui se vicient, irritent bientôt tous les
vaisseaux, en provoquant leur engorgement.
Ce bandeau, placé ainsi sur une plaie cicatrisée, qui auroit le plus grand besoin d'é-
prouver les heureuses influences de l'air,
empêche les paupières de s'ouvrir et de se
fermer librement. Il nuit encore aux mouvemens faciles du globe, de ce moignon,
existant presque toujours à la suite des accidens ou des opérations qui ont fait écouler
les humeurs de l'œil.

M. le docteur de Wenzel, dans son Ma-
nuel de l'oculiste, tome 1.er page 14, s'exprime ainsi : « L'air libre est-il nuisible
» dans les maladies des yeux ? c'est ce que
» je ne crois point. Un air pur ne peut
» affecter l'œil désagréablement et d'une
» manière dangereuse. J'ai observé, au
» contraire, que les différentes maladies,
» survenues spontanément ou à la suite de
» quelque opération pratiquée sur l'œil,
» guérissoient plus vite et plus sûrement,
« lorsqu'ils étoient exposés à un air doux

» et sain , que lorsqu'on le couvre avec des
» compresses et des bandages , etc. Je veux
» qu'on abandonne l'œil à l'air, sans com-
» presse ni bandages , etc. »

Et si vraiment, « c'est un fait certain et
confirmé par l'expérience » , ainsi que le dit
Scarpa dans son Traité pratique des maladies
des yeux , traduction du docteur Leveillé ,
Paris, 1807, vol. 1.ᵉʳ p. 238 : « si rien ne
» contribue plus à entretenir et accroître la
» sensibilité morbifique de l'organe de la
» vue , et conséquemment à prolonger la
» maladie, que d'obliger les malades à cou-
» cher sans nécessité dans un lieu parfaite-
» ment obscur , ou avec les yeux fermés
» et couverts d'un bandage plus long-temps
» que ne l'exige la nature du cas » , que
devons-nous penser de ce large emplâtre
appliqué sur un œil nullement malade et
cicatrisé depuis long-temps. Pour mieux
juger de ses tristes effets , dénouons-en les
cordons si serrés, laissons tomber cette plaque ridicule , examinons les parties qu'elle
recouvre : voyez les traces de ses cordons
et de leurs nœuds profondément empreintes

sur le front : remarquez ces paupières livides, leurs cils collés entre eux , agglutinés par unechâssie visqueuse et dégoûtante. Ouvrez les paupières , cette matière blanchâtre, plus dense et plus abondante encore, baigne et remplit toute la cavité orbitaire. Le moignon en est pâle et livide , la conjonctive est fongueuse, mollasse et comme dans un état de suppuration. L'odorat en est presque aussi désagréablement affecté que la vue.

Quoique mon intention soit d'éviter les descriptions anatomiques, inutiles aux personnes qui pourroient me comprendre, et inintelligibles pour les autres , je ne puis cependant , pour démontrer clairement combien sont dangereuses ces applications sur l'œil , me dispenser de rappeler ici : que les glandes de Meïbomius et la glande lacrymale , etc. sécrètent continuellement des fluides destinés à lubréfier l'organe de la vue , et que ces fluides n'en sont pas moins sécrétés quand la faculté de voir est ravie à l'œil , quand il est réduit en moignon, et quelle que soit même l'atrophie du globe. Or, ces fluides abondans n'étant pas absorbés par

l'air, que l'application maladroite des bandeaux intercepte, tiennent toutes les parties
de l'organe comme dans un bain. De là le relâchement des fibres, l'engorgement des vaisseaux, l'épaississement des humeurs, et enfin
cette atonie qui se fait remarquer à l'extérieur du tégument des paupières, et qui
peut se communiquer à l'œil sain, au dé-
triment de ses facultés visuelles.

Après d'aussi graves inconvéniens, sur
lesquels j'ai cru devoir insister, oserai-je
parler de l'effet désagréable que produit, sur
la figure la plus jolie qu'on puisse la supposer, cette large mouche noire qui en
dérobe une moitié. C'est cependant dans
l'espoir de parer à ce seul inconvénient que
les anciens imaginèrent leurs *ecblephari*.

CHAPITRE IV.

Des Ecblephari.

Les ecblephari des anciens n'étoient, comme je l'ai dit plus haut, qu'une représentation en peinture des paupières, des cils, de l'iris, etc. faite sur une plaque de métal substituée à la plaque noire. Quelque talent qu'on veuille supposer au peintre ; on conviendra que cette méthode ne pouvoit produire aucune illusion. Ces paupières immobiles, cet œil fixe, ces couleurs plates, opaques, quoique vernies, rien ne pouvoit faire adopter long-temps un moyen qui ne satisfaisoit aucunement aux conditions de l'œil artificiel. Je ne serois même pas revenu sur ces yeux placés par dessus les paupières, s'il n'étoit des cas où l'impossibilité d'en introduire dans la cavité orbitaire ne parût commander l'usage de cette sorte de bandage.

Première Observation.

En septembre 1816, Madame de*** vint exprès de Vienne à Paris pour se faire placer

un œil artificiel. J'eus bientôt reconnu , à l'inspection des paupières, qu'il étoit impossible d'y introduire le plus petit œil d'émail, et plus encore de l'y fixer. Des excroissances charnues , un boursoufflement extrême de la conjonctive, de nombreux et petits ulcères qui rongeoient les tarses des paupières dégarnies de leurs cils ; la paupière inférieure renversée en dehors et n'offrant aucun point d'appui à l'œil artificiel , tout enfin s'opposoit à son usage et ne nous laissoit que la ressource des ecblephari. J'avois peine à m'y déterminer, persuadé que le bandeau , porté jusqu'alors par cette dame , étoit une des causes , non des excroissances charnues , mais de l'atonie de toutes ces parties , et sur-tout du relâchement extrême de la paupière inférieure , je répugnois à suivre une méthode offrant les mêmes résultats. Cependant , cédant à ses sollicitations pressantes , je substituai, à l'œil peint des anciens, un œil en émail très-plat , collé sur une peau fine et recouvert de paupières modelées sur cet œil même. La matière de ces paupières étoit une pâte composée de blanc
d'Espagne

d'Espagne et de farine, le tout pétri avec une dissolution de gomme arabique mêlée à du blanc d'œuf. Il faut l'avouer, cet appareil, supérieur à celui des anciens, imitant assez bien la nature, mais la nature, immobile, remplissoit le but proposé, quand cette dame fixoit les objets placés directement en face de sa vue ; mais aussitôt qu'elle laissoit errer ses regards, l'œil artificiel, qui restoit fixe et toujours également ouvert, produisoit, à mon avis, un effet insupportable.

Je pourrois citer beaucoup d'autres exemples, qui tous tendroient à prouver que ces applications ne peuvent jamais imiter l'œil naturel, et qu'en interceptant l'air, elles tiennent les chairs qu'elles recouvrent dans un état de relâchement qui leur est très-nuisible.

Je crois devoir me borner à conseiller au sujet, qui ne peut ou ne veut faire usage des yeux artificiels, de remplacer les plaques noires, les bandeaux, etc. par les lunettes à verres de couleur, ou légèrement teints, de l'ingénieur Chevalier. Elles auront l'avantage de cacher aux regards du monde une cicatrice désagréable, sans nuire à la vue, ni développer aucun état morbifique. Elles seront moins défigurables que de grosses boucles de cheveux substituées au bandeau par quelques personnes. Ces boucles de cheveux épais couvrent les paupières de leur ombre , tandis que les lunettes peuvent dérober la cicatrice sans intercepter l'air. D'ailleurs le ridicule n'a pas encore proscrit parmi nous l'usage des lunettes ; cependant il est facile de remarquer que , depuis le retour de la paix , l'abus en est moins à la mode. Quoi qu'il en soit, c'est, pour le dire en passant, un des plus beaux triomphes de cette reine des Français , d'avoir pu mettre devant les yeux de la jeunesse des deux sexes, lors même qu'il lui étoit le plus inutile, un instrument si précieux pour certaines affections de la vue , mais si peu favorable à ses graces , et si nuisible à l'expression que l'œil ajoute au visage comme aux moindres discours de la beauté.

CHAPITRE V.

Des Ipoblephari.

Nous n'aurons plus à nous occuper dans le reste de cet ouvrage que de cette sorte d'yeux artificiels placés dans la cavité orbitaire. Nous avons déjà dit que ceux des anciens étoient composés d'une coque métallique, sur laquelle étoient peintes l'iris, la pupille et la sclérotique. Dans les premiers temps, ces couleurs étoient sans doute appliquées avec un mordant. Il se pourroit qu'en feuilletant quelques anciens auteurs, on découvrît à ce sujet des particularités fort intéressantes : mais à quoi serviroit ici tant d'érudition? contentons-nous de remarquer la marche de cet art. D'abord on se borne à cacher une difformité avec un morceau d'étoffe noire ; plus tard, on peint un œil sur cette étoffe, ensuite on introduit sous les paupières un corps remplaçant l'œil perdu. On a vu des bustes antiques avec des yeux artificiels d'argent ou de bronze. Les statues

des Dieux avoient autrefois des yeux artificiels ; il y avoit même des artistes chargés
du soin de réparer et replacer les yeux de
ces statues quand ils étoient ou cassés , ou
tombés. Voyez la dissertation latine de David
Mauchart , à la fin de ce volume. Ces corps
n'ont dû être recouverts d'abord qu'avec des
couleurs peu solides : mais l'art de peindre
sur les métaux, avec les oxides métalliques
unis à une substance vitrifiée , étant enfin
découvert, on eut l'idée de donner à une
plaque d'or ou de cuivre la forme ovale ,
et la concavité et convexité d'une coquille :
on émailla et contre-émailla cette pièce
comme on émaille et contre-émaille nos
cadrans de montre : on peignit ensuite sur
la partie convexe , et toujours avec des
couleurs métalliques , une iris, la pupille ,
la sclérotique et la conjonctive.

Cette invention est encore très-ancienne.
Cette sorte d'yeux fut reconnue à des mo-
mies apportées d'Egypte par feu M. le duc
de Chaulnes. Ce n'étoit qu'une plaque d'argent enduite d'une couche d'émail blanc ,
au milieu de laquelle les couleurs de l'iris

étoient figurées par un large cercle brun
d'une seule teinte , et la pupille par un point
noir un peu saillant. Le temps avoit fait
gercer l'émail en beaucoup d'endroits , et
toute sa surface étoit recouverte d'une espèce
de poussière blanche exhalant une odeur
acidulée , et n'étant autre chose que le sel
incorporé dans la partie vitrifiée , attiré à
l'extérieur par l'humidité de l'air, ainsi qu'on
le remarque en général à la superficie des
morceaux d'émail très-anciennement ren-
fermés dans des lieux humides. Les yeux
artificiels , dont je parle , étoient grossièrement faits et mal peints. Beaucoup plus tard,
on imagina des yeux artificiels en faïence ,
et je n'en avois jamais vu , lorsqu'au mois
de juillet 1817 , M. le docteur anglais Stack
me présenta, pour modèle d'yeux artificiels,
une sorte de coquille en terre de faïence
enduite d'un émail blanc , semblable à la
couverte de nos assiettes , au centre de
laquelle un segment de sphère , destiné à
représenter les couleurs de l'iris , superfi-
ciellement appliqué et d'un brun rougeâtre ,
étoit sans point noir pour figurer la pu-

pille, mais surmonté d'une goutte aplatie de cristal imitant la cornée. Sur les côtés intérieurs de cette pièce étoit gravé le nom de la fabrique, à Dublin, etc., comme on voit les noms de Choisy et de Sceaux sur les faïences de ces endroits.

Ces yeux artificiels , introduits sous les paupières , étoient d'un usage très-douloureux. Leur trop grand poids, leur trop forte épaisseur, leur forme n'étant pas en rapport avec les parois de la cavité orbitaire , leurs couleurs mêmes, quoique vitrifiées, ne pouvant représenter l'aspect humide, mouillé de l'œil naturel , l'*iris* paroissant peinte à la superficie ; l'*humeur aqueuse* , la *cornée* transparente n'étant pas mieux figurées que les *chambres antérieures* et apparentes de l'œil , tout faisoit désirer un autre moyen d'imiter la nature , et je ne sais à quelle époque ni quel fut l'inventeur des yeux artificiels en verre, yeux qu'il ne faut pas confondre avec ceux en émail proprement dits.

CHAPITRE VI.

Invention de l'Œil artificiel en verre.

Des artistes adroits autant qu'ingénieux, occupés à donner au verre en fusion des formes plus ou moins agréables, ont l'idée de tracer un grand cercle bleu ou brun sur le sommet d'une perle blanche qu'ils tiennent encore exposée au feu. Au centre de ce cercle de couleur, ils placent un point noir; ils donnent à cette petite sphère la forme ovale; ils ouvrent, coupent et bordent au feu la partie inférieure de ce globe, qui prend alors la forme d'une coque, et voilà un œil artificiel en verre, tel que j'en ai vu plusieurs.

Voilà un corps mince, léger, casuel à la vérité, mais bien moins dispendieux qu'une peinture en émail sur or, argent ou cuivre, et qu'on peut aussi introduire sous les paupières.

Ces yeux artificiels n'avoient que ces seuls avantages sur tous ceux dont j'ai parlé; car

ils n'étoient certainement pas plus ressem-
blans à la nature. Mais qu'importe , les
oculistes de ces temps n'en font pas moins
de grandes provisions au meilleur marché
possible. Les voilà qui réparent, avec autant
de facilité que de profit, les erreurs de leur
ignorance ou de leur maladresse , et qu'ils
confirment sans peine les préjugés défavorables aux yeux artificiels.

Et qu'on ne me reproche pas d'accuser
injustement une classe d'hommes respectables. Chacun sait combien l'oculisme a été
long-temps négligé. « Peu de savans se sont
» spécialement occupés de l'art de guérir
» les maladies des yeux. Ce n'est que depuis
» un espace de temps peu considérable que
» des personnes éclairées s'y sont adonnées
» entièrement ; aucune partie de la méde-
» cine n'est plus livrée au charlatanisme
» ou à l'ignorance. *Voyez* le Dictionnaire
» ophthalmique de M. de Wenzel, t. 1.er
» page 450 ». Or, des charlatans ou des
ignorans , une fois possesseurs de cette nouvelle sorte d'yeux artificiels, ne négligeoient
aucuns moyens pour trouver à placer tous

ceux de leur collection. Ils les introduisoient comme de force sous les paupières , et presque toujours immédiatement après une opération manquée par leur barbare ineptie. Ils alloient , portant ainsi de ville en ville cette industrie fatale , sans en redouter les suites , que savoient braver leurs continuelles émigrations.

Un de ces bourreaux ambulans est appelé par un seigneur très-riche pour lui pratiquer aux deux yeux l'opération de la cataracte. De ces deux expériences aucune ne réussit ; mais aussitôt, plus adroit dans l'art de Comus que dans celui d'Esculape , il introduit , sans être vu des assistans , un de ses yeux artificiels dans chaque orbite; il ouvre les paupières devant la famille assemblée ; il promet la vue au patient, que les témoins , trompés par la transparence de ces yeux de verre , encouragent à souffrir avec résignation ; il palpe enfin la somme promise et fuit.

Un autre ..... mais leur conduite à tous étant à peu près la même , il suffit de dire que tous avoient l'art de faire des dupes et

le plus grand intérêt à loger tous les yeux
de verre en leur possession ; rien ne pouvoit les arrêter, parce qu'ils ne redoutoient
jamais de faire dans l'orbite une place à l'œil
qu'ils vouloient vendre, et quelleque fût sa
grosseur ou sa forme en raison du peu d'é-
tendue ou des sinuosités de l'orbite, ils lui
trouvoient toujours un logement convenable. Pour le lui préparer, ils ne se faisoient
pas scrupule de porter dans la place et le fer
et le feu. Ils coupoient les brides, brûloient
les excroissances. Ils incisoient la cornée
pour faire écouler une plus grande quantité
des humeurs du globe s'il étoit trop saillant ;
rescisoient de grands lambeaux de la conjonctive s'ils la trouvoient trop gonflée ; et
répétoient sans doute à leurs victimes : *Il
faut souffrir pour être beau.*

Certes, alors une opération chirurgicale
devoit toujours précéder la pose de l'œil artificiel, puisqu'on vouloit que la seule pièce
qui paroissoit ressembler à l'œil du malade
convînt aussi sous le double rapport de la
forme et de la dimension. Il est cependant
reconnu aujourd'hui que cette forme et

cette dimension, et les couleurs mêmes, sont différentes pour chaque sujet. Tout contribue à cette variété; d'abord l'atrophie plus ou moins grande du globe, ensuite les plis, l'épaisseur de la conjonctive oculaire et palpébrale, l'état plus ou moins volumineux de la caroncule lacrymale, etc.

Il n'étoit certainement pas possible alors que ce corps étranger, enfoncé maladroitement dans la cavité orbitaire, s'y maintînt sans causer une irritation insupportable et le gonflement de toutes les parties froissées par sa présence. Comment auroit-il pu imiter les mouvemens de l'œil naturel et céder à l'impulsion du moignon? Il touchoit douloureusement sur chacune des parois de l'orbite, et pinçoit, dans sa cavité devenue trop étroite, ce moignon qui bientôt le repoussoit en dehors; alors les paupières ne pouvoient plus le recouvrir, alors enfin cette titillation continuelle, exercée sur les vaisseaux sanguins de la conjonctive, y attiroit une trop grande abondance de sang : leur capillarité, si je puis m'exprimer ainsi, en étoit bientôt obstruée, et souvent cet

état morbifique , cette fluxion de la conjonctive , communiquée par la sympathie à
l'œil sain , produisoit des ophthalmies, affections plus difficiles à guérir qu'on ne le pense
généralement , presque toujours négligées ,
et par cette raison même très-souvent per-
nicieuses pour la vision.

CHAPITRE VII.

De l'Œil artificiel en émail.

Au tableau déplorable de ce que peut l'envie de s'enrichir, en mettant à profit le talent d'autrui, opposons ce qui se passe de nos jours. Où sont-ils ces soi-disant oculistes, qui affectoient de professer exclusivement une des branches de la chirurgie, pour y devenir, à les en croire, plus habiles; et ne dédaignoient pas de spéculer sur des yeux artificiels ?

On ne croit plus aujourd'hui à l'avantage de partager ainsi les sciences en petites divisions. « On auroit lieu de s'en étonner, » dit à cette occasion M. le professeur » Richerand, dans sa Nosographie chirur- » gicale, note 1.re page 9, volume 2.me, si » l'on ne savoit que le fonds le plus précieux » de nos connoissances existe dans la com- » paraison que nous savons établir entre » nos idées. Pour tirer des forces de son » esprit le parti le plus utile, celui qui

» suit la carrière des sciences et des arts doit
» donc éviter le double écueil d'étendre ses
» recherches à une trop grande multitude
» d'objets, ou de les circonscrire dans un
» cercle trop limité. Si la médecine des
» Egyptiens resta dans l'enfance, n'en faut-
» il pas accuser la division de l'art entre
» une multitude de familles, dont chacune
» s'adonnoit à l'étude et au traitement d'une
» maladie particulière ». *Voyez* encore à
ce sujet l'ouvrage du même auteur, ayant
pour titre : *des Erreurs populaires relatives
à la médecine*, page 87. Ces vérités incon-
testables sont applicables ici, et j'ose dire,
que si l'art d'exécuter et de placer les yeux
artificiels a été si lent dans ses progrès, c'est
que les ignorans chirurgiens qui se mêloient
de les placer ne savoient pas les faire, et
que les malheureux artistes qui les fabri-
quoient ne savoient pas les placer. Il auroit
donc fallu que l'oculiste, qui vouloit s'adon-
ner à ce commerce d'yeux artificiels, acquît
les connoissances propres au travail de leur
fabrication ; mais puisqu'il n'avoit pas le
courage d'embrasser, d'étudier la science

qu'il professoit dans sa totalité, comment auroit-il eu la patience de s'instruire dans un art dont les difficultés sont assez généralement reconnues. Il étoit plus naturel qu'un artiste, célèbre dans toutes les manipulations de l'émail, se livrât à l'étude de cette partie de la chirurgie qui traite de l'œil, qui en indique les fonctions et la délicatesse; que ne cherchant nullement à guérir les maladies propres à cet organe, il parvînt, sans léser son organisation, et seulement pour en cacher les difformités, à employer toutes les ressources que les émaux bien combinés peuvent offrir dans l'imitation de l'œil humain : mon parent eut cet avantage. *Voyez* la Notice à la fin de ce volume.

Je ne veux pas insinuer qu'il fut le premier qui exécuta des yeux en émail ; au contraire, je déclare que ceux qui faisoient des yeux de verre y substituèrent peu à peu l'émail, d'ailleurs plus solide et moins susceptible de se gercer après la fabrication. On voit des yeux en émail à des bustes de bronze placés dans la grande galerie de Versailles, et qui sans doute ont été faits lors

de l'édification de cette retraite magnifique
du plus grand des rois. Les Carré , Rho ,
Auzou père et fils, et Gaucher, artistes plus
ou moins inconnus , doivent être rappelés
ici pour avoir tenté en ce genre quelques
imitations de la nature, peu dignes d'être
conservées dans les cabinets des curieux.
Mais de ces artistes, Auzou le fils est le seul
qui sût véritablement combiner ses émaux ,
quoiqu'il ne se servît , comme ses prédécesseurs, que de compositions fabriquées en
verrerie.

Gaucher étoit un ouvrier sans talent , qui,
sous les auspices de feu M. Bequet, oculiste
distingué par sa modestie autant que par
son humanité, représenta en émail quelques
maladies de l'œil humain dont il ignoroit
même les noms. Carré et Rho travailloient
beaucoup mieux l'émail , mais ils ne pouvoient imiter parfaitement la nature qu'ils
ne connoissoient pas, qu'ils n'avoient jamais
observée. La collection des maladies d'yeux
du cabinet de l'Ecole de médecine de Paris
est de Rho : quelques-unes sont d'un travail
assez précieux pour le temps où elles ont
été

été faites, et les connoissances très-bornées de leur auteur.

Cependant l'usage de s'adresser à de prétendus oculistes, pour avoir des yeux artificiels, prévaloit encore ; il empêchoit que la nature fût assez souvent offerte à son imitateur : le modeleur en émail ne travailloit le plus souvent que d'après une mauvaise peinture, fournie par l'oculiste intéressé à l'empêcher de communiquer avec son malade. C'est donc une vérité constante et triviale que, dans tous les temps et dans toutes les professions, la cupidité, l'ignorance et le charlatanisme se sont toujours montrés les plus cruels ennemis des arts et de l'humanité.

Vers l'année 1779, mon oncle se destinoit encore à la peinture à l'huile ; il suivoit ses cours de dessin à l'académie, et en même-temps ceux d'anatomie et de chimie, nécessaires à l'artiste qui veut se distinguer. Il avoit un goût singulier pour tout ce qui tient aux émaux, jusque-là qu'il étoit parvenu à les modeler au feu avec un talent

vraiment extraordinaire (*Voyez* sa notice).
Un de ses amis qui faisoit usage d'un œil artificiel très-fatigant, le voyant un jour modeler un portrait en émail, lui demanda
s'il ne pourroit le soulager ; les yeux fournis
par son oculiste étoient toujours trop forts,
ou d'une forme qui le gênoit considérablement. Aussitôt toutes les facultés du jeune
peintre s'exercent à imaginer, sans le secours
d'aucun maître, comment il parviendra à
donner à ses émaux l'aspect humide, les
teintes transparentes, et la forme de l'œil
naturel. Il y réussit bientôt au-delà de toute
espérance. Mais son caractère et sa fortune
indépendans ne pouvoient lui permettre
un instant d'être le manœuvre de ces spé-
culateurs dont nous avons tracé la conduite.
Il se fit une réputation méritée, et bientôt
les hommes les plus distingués dans l'art
de guérir, les docteurs Déssessarts, Petit-
Radel, Tenon, Becquet, etc. l'honorèrent de
leur amitié, et les professeurs Boyer, Dubois,
Pelletan, etc. de leur estime. Alors il fut
reconnu que c'est à celui qui fait l'œil artifi-

ciel de le placer ; qu'il faut s'adresser à lui directement pour qu'il puisse le disposer d'une manière convenable au sujet.

Il n'est pas inutile de remarquer que la science chirurgicale faisoit alors de rapides progrès. Il étoit impossible que des savans, appliqués avec tant de succès à la poursuite des découvertes les plus utiles, s'abaissassent à calculer sur des talens qui leur étoient étrangers. Au contraire, ils les signaloient avec assurance à leurs malades en ce genre, et même lorsqu'ils avoient à traiter quelque opération, entraînant avec elle la perte de la vue, ils ne dédaignoient pas de les consulter sur les moyens les plus propres à faciliter par la suite l'introduction de l'œil artificiel. Cet exemple ne pouvoit manquer d'être suivi par les dignes élèves ou les successeurs de ces grands maîtres. C'est ainsi que tout dernièrement encore, dans le mois de novembre 1816, M. le docteur Guillié, directeur de l'institution royale des aveugles-travailleurs, vint, avant d'opérer un jeune enfant, s'entendre avec moi, afin de ménager pour l'avenir une entrée facile à l'œil artificiel. Je cite entre mille autres exemples cette confiance dans ce que je peux avoir acquis d'expérience en ce genre, parce que je lui dois l'amitié d'un savant qui, dans sa place honorable, par ses cours publics sur les maladies des yeux, ses consultations véritablement gratuites, et par ses ouvrages, rend les plus grands services aux sciences et à l'humanité (1). Ainsi les Richerand , les Dupuytren , les Scarpa , Deswenzel , Demours, etc. etc. qui tous sont oculistes, parce qu'avant tout ils sont médecins profonds et chirurgiens habiles, savent aujourd'hui qu'un homme, assez chimiste pour bien connoître les ressources qu'on peut tirer des oxides métalliques unis à une matière vitrifiable dans la représentation de l'organe de la vue; qu'un homme, assez chi-

-----

(1) Véritablement gratuites. Il y avoit à Paris dans ces derniers temps , un oculiste étranger qui donnoit aussi des consultations gratuites sur les maladies des yeux ; mais le pauvre étoit toujours obligé de lui acheter une petite fiolle d'un collyre, qui payoit la consultation ; et l'homme riche étoit

rurgicalement instruit pour traiter cet organe avec toute la prudence qu'il exige, peut donner à l'œil artificiel toute la perfection dont il est susceptible. Ils se plaisent à protéger, à encourager celui qui n'a tâché d'acquérir ces connaissances étrangères les unes aux autres, mais indispensables à son état, celui enfin qui ne s'est emparé de la dernière et de la moins essentielle de leurs attributions, que pour la perfectionner et marcher sur leurs traces en se rendant utile.

---

toujours affecté d'une maladie qui demandoit un traitement particulier, très-long, pour lequel l'oculiste charlatan devoit visiter souvent ; de sorte que ces consultations gratuites étoient le moyen le plus commode pour avoir des malades à qui on pût faire des visites et gagner des honoraires. Cet exemple de charlatanisme est très-rare aujourd'hui : il n'est pas un médecin français, de l'école moderne, qui en soit capable.

CHAPITRE VIII.

Utilité de l'Œil artificiel en émail.

Utile! vont répéter quelques personnes irréfléchies, qui ne peuvent s'empêcher de rire en pensant qu'une beauté dont ils avoient célébré les yeux bleus, déposoit tous les soirs l'un d'eux sur sa toilette, et jouant sur le nom de l'artiste qui les fournit à la belle, ne conçoivent pas qu'on ose parler de l'utilité d'un œil *d'hasard.* Utile! vont redire avec un souris qu'ils croyent malin, ces gros diseurs de bons mots, qui ne peuvent entendre parler d'yeux artificiels sans vous raconter le malheur tout récemment arrivé au meilleur de leurs amis. Cet étourdi, réveillé la nuit par la soif, avale avec un verre d'eau l'œil *d'hasard* qu'il y a déposé la veille. Et bientôt conteurs spirituels et légers, donnant carrière à leur imagination féconde, ils vous peindront et les étranges coliques du malheureux, et le trouble étonnant d'un frater, à l'aspect de cet œil singulièrement placé.

Ne soyons point surpris si des plaisans de cette force, n'ayant point encore remarqué de différence entre nos pharmaciens et les apothicaires des comédies de Molière, n'ont pu s'apercevoir encore de la vérité de cette assertion : l'œil est le plus délicat de nos organes, et le plus exposé aux blessures extérieures. Il est sujet à des maladies qui lui sont propres, et dont beaucoup, malgré l'habileté des opérateurs, ne sont pas sans dangers pour la vision. Quelques-unes d'entr'elles occasionnent la destruction même de l'organe. Les abcès, les cancers, les gouttes sereines, les tayes, les ophthalmies, et des accidens non moins inévitables, lui sont trop souvent funestes ; enfin, ces cicatrices donnent souvent à la figure la plus agréable un aspect tout-à-fait repoussant.

Le talent qui répare cette difformité est-il donc sans aucune utilité, s'il rend à la société des personnes faites pour l'embellir, et par leur extérieur et par leur esprit ?

Il donne un état à ces infortunés, que vous repousseriez à coup sûr de votre service s'ils ne trouvoient le moyen de dérober à vos yeux la disparité des leurs. Demandez à ce jeune soldat qui, sur le champ de bataille, n'a payé que d'un œil la gloire des héros, s'il regarde comme inutile l'heureuse industrie qui lui rend, avec l'apparence de cet organe, la facilité de poursuivre une carrière à laquelle il veut consacrer sa vie entière. Demandez à ce vieux général, qui n'a pas que cette seule cicatrice pour attester ses exploits, si son œil artificiel lui fait un moment regretter et son triste bandeau, et les migraines qu'il lui devoit apparemment, puisqu'avant l'usage de cet appareil il n'en avoit jamais éprouvé les douleurs, et que depuis qu'il l'a remplacé par l'œil artificiel il en est guéri sans aucun retour.

Pourquoi nous ferions-nous scrupule de rire aux dépens de cette vieille coquette, qui met à contribution tous les arts,

Pour réparer du temps l'irréparable outrage,

et qui prétend encore nous captiver avec tous ses appas d'emprunt? Mais épargnons cette femme respectable, qui masque les tristes effets d'une maladie cruelle, et ne prétend ni dissimuler son grand âge, ni embellir les rides de son visage octogénaire. Épargnons cette jeune fille, que toute la prudence d'une tendre mère n'a pu empêcher de tomber en courant sur les ciseaux de sa compagne.

Ce vieillard porte depuis dix ans un œil artificiel, sans qu'on s'en soit jamais douté. Aujourd'hui qu'il en parle comme d'une chose toute simple, vous l'accusez de fatuité : il n'a cependant que ce moyen de cacher la blessure involontaire que lui fit à la chasse un ami maladroit.

Mais vous-même, que nulle vérité ne peut séduire, et que les préjugés trouvent toujours obstinément crédule, vous qu'aucune raison n'a pu décider à laisser vacciner votre fils! attendez qu'il soit atteint du virus variolique. Voyez comme l'un de ses yeux, devenu tout-à-coup le foyer d'un dépôt d'humeurs, se gonfle, sort de l'orbite, abcède; et si vous regardez comme inutile l'usage des yeux artificiels, il faudra qu'un large bandage noir lui couvre désormais la moitié de la figure. Mais non, j'ai trouvé votre endroit foible, et vous seriez décidé à reconnoître cette utilité si vous en craigniez moins les dangers. Il n'en existe aucun, et pour vous en convaincre, je vais procéder par ordre, vous montrer d'abord, vous décrire, vous bien faire connoître l'œil d'émail, que nous introduirons plus tard sous les paupières du malade.

CHAPITRE IX.

Description de l'Œil artificiel en émail.

L'œil d'émail bien fait doit être disposé pour emboîter, sans le gêner, le moignon restant de l'œil à remplacer; il doit suivre aussi les sinuosités qu'offre la conjonctive, lorsqu'après avoir tapissé l'intérieur des paupières, elle se replie pour recouvrir la convexité du globe, en s'appuyant sur la sclérotique et la cornée dont elle est comme la lame antérieure.

Les émaux qui le composent doivent réunir à l'éclat des couleurs les plus vives le poli du verre le plus luisant, et présenter à la vue l'aspect d'un corps mouillé.

Il doit être mince et léger, sans qu'aucune de ces qualités ne compromette sa solidité.

Chez certains sujets dont le globe, sans être trop saillant, offre cependant un moignon très-volumineux, l'œil artificiel seroit poussé en dehors des paupières , et paroîtroit toujours trop gros s'il n'étoit extrêmement mince.

Quelle qu'irrégulière que puisse être la forme d'un œil artificiel , on ne doit pas s'apercevoir que le feu ait détruit la régularité de la portion de sphère qu'il présente. Je m'explique. Supposons un moment que la moitié juste d'un œuf de tourterelle soit un œil artificiel ; je dis donc que les échancrures ou découpures ondulées, qui doivent être pratiquées à ses bords pour suivre les sinuosités de l'intérieur de l'orbite , ne doivent jamais détruire la régularité des lignes courbes de cet ovaïde. Souvent l'action du feu , dirigée sur les bords de l'œil d'émail par une main inhabile, a fait tasser ou rentrer sur elles-mêmes certaines parties ; de là , des épaisseurs différentes qui se font ressentir désagréablement sur la surface du moignon. C'est encore pour éviter cette pression des bords de l'œil d'émail sur le globe, qu'ils doivent former un léger bourlet extérieur, au lieu d'être rentrans.

Si la goutte de cristal qui, placée sur l'iris et la pupille, doit avoir l'épaisseur de la cornée transparente et d'une partie de l'humeur aqueuse, n'étoit pas assez aplatie ou présentoit une trop forte saillie, comme le feroit un segment de sphère posé sur une sphère plus grande, il en résulteroit une légère difficulté pour les paupières. Il faut que le tout soit bien fondu ensemble. *Voyez* la représentation de quelques yeux artificiels, figure 2.e 3.e et 4.e Voilà pour la forme. Tout ce qui a rapport à la couleur rentre dans le domaine de la peinture, et ses principes généraux doivent être appliqués ici.

Autrefois, on employoit pour l'œil artificiel les émaux à peu près tels qu'on les recevoit des verreries de Venise. De là des yeux, dont quelques parties étoient d'une trop grande opacité, et d'autres d'une trop grande transparence ; de là des couleurs crues, qui ne se rencontrent jamais dans la nature.

Aujourd'hui, on dégrade chaque couleur de ton et d'opacité : cet art a été poussé

si loin depuis peu, que j'ose affirmer qu'au‑
cune peinture en émail n'est supérieure à
celle des yeux artificiels modernes. Et si,
malgré les progrès de la chimie et ses heu‑
reux résultats sur la palette de nos meil‑
leurs peintres, il n'en faut pas moins avouer
que les ouvrages du célèbre Petitot font
encore leur désespoir, nous pouvons ajou‑
ter que cet artiste lui-même, qui florissoit
en 1650, ne pourroit s'empêcher de re‑
connoître la parfaite imitation de la nature
dans les yeux en émail de notre temps. Ce
n'est pas une peinture appliquée sur un
fond, et dont les effets combinés des clairs
et des ombres rappellent à notre imagi‑
nation la forme et les couleurs des objets
qui nous environnent : c'est ici un organe
représenté isolément, modelé et peint tout
à la fois, dont toutes les parties qui le com‑
posent ont la couleur qui leur est propre,
dont les couleurs superposées se reflètent
les unes les autres comme dans l'œil natu‑
rel. Ce sont la sclérotique, la conjonctive,
la cornée transparente, l'humeur aqueuse,
l'iris, la pupille, imitées, coloriées et placées

matériellement comme dans la nature, les unes dans les autres , les unes sur les autres ou à côté les unes des autres. Puisque cette imitation est destinée à être enchâssée si près de l'objet qu'elle représente , combien ne faut-il pas qu'elle soit parfaite pour y produire quelque illusion , pour y servir comme de pendant au plus brillant , au plus étonnant de nos organes.

Cette perfection de l'œil artificiel se compose donc de la finesse du travail , comme peinture , et de la finesse de la matière ; l'émail le mieux préparé est celui qui reçoit au feu le poli le plus doux , le plus vif, et qui par conséquent est le plus propre à ménager la délicatesse de l'organe sur lequel il s'applique.

Deuxième Observation.

Le 15 août 1816, M. le baron de S*** vint me consulter : il n'avoit jamais pu s'habituer à l'usage de l'œil artificiel. L'inspection des paupières et de l'orbite ne pouvant m'en faire deviner la cause, je demandai à voir les yeux artificiels qui lui avoient été fournis. Je crus d'abord qu'il me présentoit des cailloux plats, blancs et roulés par les eaux, tant leur forme et leur extrême épaisseur étoient irrégulières. Je ne parle pas de leurs couleurs comparables à celles de nos poteries les plus grossières; mais la cornée étoit représentée par une goutte de verre placée tellement en saillie, qu'à la transparence près c'étoit l'imitation d'un *staphilome*. A cet appareil vraiment dangereux, je substituai un œil d'émail, exécuté selon les principes que j'ai décrits plus haut, et nulle gêne n'en a suivi l'usage continué jusqu'à ce jour. Une des raisons qui avoient empêché ce respectable étranger de me visiter plutôt, c'étoit l'assurance qu'il avoit reçue de plusieurs ignorans, de l'impossibilité où l'on seroit toujours de lui faciliter l'usage des yeux artificiels sans une opération préalable. La crainte de cette opération étoit bien naturelle à celui qui, précédemment, avoit perdu l'œil d'un coup de feu; je le détrompai bientôt, en lui prouvant par le fait que le seul obstacle qu'il avoit

avoit rencontré, venoit de la manière dont l'œil avoit été fait, et de la matière dont il étoit composé.

Cette crainte d'une opération, ou plutôt la persuasion où l'on est qu'une opération doit toujours avoir lieu avant la pose de l'œil artificiel, est une erreur trop générale pour que je n'en fasse pas le sujet d'un chapitre particulier.

CHAPITRE X.

Une opération chirurgicale ne doit jamais précéder l'introduction de l'Œil artificiel.

C'est une vérité constante, que l'introduction de l'œil artificiel ne donne lieu à aucune opération chirurgicale. Il y a mieux, c'est qu'on doit renoncer à son usage s'il exige une opération.

Le sujet dont l'un des yeux a perdu la faculté de voir, se trouve toujours dans l'un des trois cas suivans. 1.° Ou c'est une maladie existante encore qui nuit à la vision, et si l'opération est tentée, ce n'est pas pour placer un œil artificiel, mais pour rétablir les fonctions de l'organe, et peut-être arrêter des douleurs trop aiguës, des symptômes carcinomateux, etc. 2.° Ou c'est un accident qui aura fait écouler les humeurs de l'œil, mais en si petite quantité, que le globe, très-peu affaissé, ne laisse

pas entre lui et les paupières une place suf-
fisante à l'œil artificiel. Dans ce cas, un
chirurgien prudent ne tentera jamais qu'a-
vec beaucoup de circonspection de rou-
vrir une plaie cicatrisée, par une opération
dont le seul avantage, en facilitant l'introduction de l'œil d'émail, ne sauroit com-
penser les accidens graves qui peuvent en
résulter. 3.º Ou, enfin, la cause qui a fait
perdre l'œil, qu'elle soit accidentelle ou
chirurgicale, a laissé le moignon et les paupières dans l'état le plus favorable à l'usage
de l'œil artificiel; et alors, nul besoin d'opération pour s'y disposer. De ces trois cas,
les deux premiers sont rares, et le dernier
très-commun.

Je lis dans un ouvrage ophthalmolo-
gique assez répandu, cette assertion :
« On est contraint quelquefois d'*extirper l'œil* pour pouvoir employer les yeux
d'émail ». Ou c'est ici une erreur de rédaction, ou nous devons penser que les personnes qui se sont fait opérer de la sorte,
dans le seul but de pouvoir porter un œil
artificiel, n'ont jamais été bien nombreuses.

4*

Quoi qu'il en soit, nous ne conseillerons jamais une opération aussi cruelle pour un aussi foible avantage; et certes, cet avis de notre part n'est pas intéressé. Nous oserions tout au plus proposer l'incision de la cornée, pour faire affaisser le globe de l'œil, s'il étoit trop volumineux : l'extirpation, d'ailleurs, n'a lieu en général que pour le carcinome de l'œil ; et, alors, ce n'est pas une opération bien avantageuse à la pose des yeux artificiels, puisqu'on se trouve privé du moignon, de ce seul point d'appui sur lequel ils s'emboîtent, et dont ils suivent les mouvemens. Je pense donc que l'auteur a voulu faire entendre que l'incision de la cornée est nécessaire dans le cas où un globe trop volumineux s'oppose à l'introduction de l'œil artificiel. Mais, je le répète, ce cas est très-rare, parce que celui qui fait les yeux artificiels a souvent la possibilité de surmonter cette difficulté en exécutant des yeux très-peu épais.

Il est donc vrai de dire, comme nous le verrons bientôt, qu'il est des cas où l'usage des yeux factices est impraticable. Mais il est tout aussi vrai que les opérations faites sur l'œil humain n'ont d'autre but que de soulager le malade, et que les yeux artificiels ne sont, à proprement parler, la véritable cause d'aucune opération.

CHAPITRE XI.

Dispositions qui doivent précéder l'introduction de l'Œil artificiel.

'Avant de placer, pour la première fois, un œil artificiel, il faut bien s'assurer de l'état de l'orbite et des paupières.

Quand l'œil s'est fondu, à la suite d'un accident, d'une maladie, ou d'une opération, il faut reconnoître si la plaie est cicatrisée, s'il n'existe plus aucune apparence de suppuration. En général, on ne peut procéder à l'introduction de l'œil d'émail, que trois mois au moins après toute suppuration terminée. « On ne peut commencer à en faire usage que quand la surface du moignon est complètement cicatrisée », dit M. le baron Boyer, Traité des maladies chirurgicales, tom. 5, pag. 618, lign. 1.re

Scarpa termine ainsi sa 56.e observation relative à une demoiselle sur l'œil de laquelle, pour s'opposer aux douleurs atroces qu'elle éprouvoit , il opéra la section de la cornée. « Cette demoiselle, quoique guérie, ne put supporter le contact de l'œil artificiel, que huit mois après l'opération ». Scarpa , Traité pratique des maladies des yeux, tom. 2, pag. 236,

On ne sauroit trop recommander la suppression de tout bandeau, compresse, monoculus , et de ces grosses boucles de cheveux entassées par quelques personnes sur l'endroit qui doit un jour recevoir l'œil artificiel.

Troisième Observation.

Le 24 juillet 1817, monsieur le professeur Dupuytren me fit présenter par un de ses élèves, M. Muss... qu'il avoit opéré vingt jours avant, par suite d'une ophthalmie violente. La plaie suppuroit encore , je crus prudent de différer l'introduction de l'œil artificiel. Ce jeune homme revint de chez ses parens trois mois plus tard, je trouvai la conjonctive et le moignon dans un état parfait; l'introduction de l'œil artificiel se fit sans la moindre gêne. Il porte aujourd'hui un œil qui, absolument semblable à l'autre, suit les mêmes mouvemens, et ne laisseroit rien à désirer, si la paupière supérieure n'étoit affectée d'un léger gonflement, suite de l'engorgement des glandes de Meibomius. J'attribue ce foible inconvénient, qui doit cesser avec le temps, au bandeau dont il ne put prendre sur lui de supprimer l'usage pendant ses trois mois de voyage.

Quelques praticiens n'attendent pas ces trois mois pour placer l'œil artificiel, après une opération. Voici comment M. le docteur de Wenzel s'exprime à ce sujet : « Il ne » suffit pas d'avoir heureusement achevé » l'opération (extirpation du globe). Il » convient encore de s'occuper des suites » qu'elle peut avoir relativement aux coa- » litions des parties incisées, avec les pau- » pières ; il résulteroit de cette inattention » une grande difficulté, même une impos- » sibilité de placer un œil d'émail pour » éviter la difformité. Ce fait s'est présenté » plus d'une fois dans ma pratique, et j'ai » alors été dans la nécessité de diviser assez » profondément et circulairement les pau-

» pières réunies à la partie du globe encore
» existante : cette opération est très-longue
» et très-douloureuse, etc.

« On doit, dans le cas de la première
» extirpation, introduire sur-le-champ l'œil
» d'émail, et avoir soin de le tremper dans
» du blanc d'œuf, pour prévenir la réunion
» des paupières avec le moignon de l'œil
» et les organes glanduleux. Cette atten-
» tion est encore bien plus nécessaire dans
» le cas d'une seconde opération. On ne
» doit pas se lasser d'introduire itérative-
» ment sous les paupières, pendant le pre-
» mier et le second jour, l'œil artificiel
» chaque fois trempé dans du blanc d'œuf.

« En tracassant ainsi les parties incisées ,
» on empêche une nouvelle coalition. L'œil
» d'émail se place bien , et par sa présence
» évite une difformité toujours pénible ,
» surtout pour les personnes du sexe. En
» suivant la méthode ordinaire, et qui con-
» siste à remplir la cavité orbitaire et à pan-
» ser ainsi les parties blessées , on s'expose
» aux réunions de ces parties ; c'est ce que

» j'évite toujours par l'application subite
» de l'œil artificiel ».

Je n'ai certainement pas la prétention,
et il n'entre pas dans le plan de cet ouvrage,
de discuter ou de juger un point aussi im-
portant. Chacun peut donc, pour opérer
et pour éviter les réunions des chairs, suivre la méthode qu'il croira la meilleure et
la moins douloureuse ; car je l'ai déjà dit,
l'opération n'a pas pour but principal l'œil
artificiel, mais la guérison du malade. Cependant il est du devoir du chirurgien,
quand il ne peut lui rendre la vue, et qu'il
doit opérer pour calmer de trop fortes douleurs, d'employer toutes les ressources de
son art, pour le mettre en état de porter
l'œil artificiel sans difficulté. Il peut consulter à ce sujet le Traité des maladies chirurgicales de M. le professeur Boyer, tom. 5,
pages 357, 420, 424, 559, 563, 565, 582
et 617 ; le Traité pratique des maladies
des yeux de Scarpa, traduit de l'italien par
le docteur Léveillé, tom. 2, pages 21, 193,
197, 202, 209, 230, 233, 236, 241,

520, etc.; Richerand, Nosographie chirurgicale, etc. etc.

Notre devoir, à nous, se borne à reconnoître et à démontrer quand cet état propice à l'introduction de l'œil artificiel existe ou n'existe pas.

CHAPITRE XII.

Cas particuliers où l'introduction de l'Œil artificiel est impraticable ou dangereuse.

Si la cornée est recouverte d'une tache, ou d'une sorte de boutonnet blanchâtre semblable à une perle, adhérente par sa base, parsemée ou non de petits vaisseaux sanguins ; que cette saillie soit un *staphilome*, un *albugo*, un *leucome*, ou toute autre excroissance ou tache ; si enfin, quelle que soit la maladie, l'opération, ou l'accident qui a privé l'œil de sa faculté visuelle, il n'y a pas eu affaissement du globe, il devient presque toujours impossible d'introduire l'œil artificiel et peut-être dangereux de s'obstiner à en faire usage.

Quatrième Observation.

Il n'est cependant pas de règle sans exception ; et entre plusieurs exemples d'yeux

artificiels placés par-dessus des globes très-
saillans , je puis citer le neveu d'un des
plus forts marchands de soieries de Paris ,
qui, le 24 avril 1817 , se présenta chez moi
avec un leucome, ou cicatrice de la cornée,
très-blanche, lisse, luisante et surtout très-
saillante , n'étant point accompagnée d'inflammation, mais dont la protubérance coni-
que se faisoit remarquer à travers les paupières fermées. Quoique la totalité du globe fût
un peu déprimée , cette disposition de l'organe s'opposoit, non à l'introduction de l'œil
artificiel , mais à son séjour dessous les paupières. Après plusieurs essais prudemment
tentés, un œil artificiel très-mince, assez
bombé pour recevoir dans sa cavité et ce
globe trop volumineux et cette cornée plus
saillante encore, parvint enfin à recouvrir et
masquer cette difformité ; il faut l'avouer,
ce ne fut ici ni sans quelques douleurs,
lors de l'introduction seulement , ni sans
une grande patience de la part du jeune
homme.

Après avoir décrit le meilleur procédé
pour extirper l'œil dans les affections carci-

nomateuses , M. le professeur Richerand s'exprime ainsi : « L'œil postiche placé dans
» l'orbite est borné aux mouvemens que
» peuvent lui communiquer les paupières.
» L'irritation qu'il exerce sur les parties au
» milieu desquelles il est placé, peut rendre
» sa présence incommode et même dange-
» reuse à l'œil sain ; mieux vaut alors sup-
» porter la difformité qu'y remédier par
» un moyen dangereux » (*Voyez* Nosographie chirurgicale, tom. 2 , page 116.).

Je crois devoir citer ici une observation que j'ai tout récemment faite, elle est opposée à la précédente : dans la première , je parvins contre mon attente à placer l'œil artificiel; dans celle-ci, quoique rien ne parût devoir s'y opposer , la nature m'offrit un obstacle inattendu qu'il eût été très-imprudent de vouloir surmonter.

Cinquième Observation.

Mme de M*** arrivée de province à Paris, exprés pour se faire initier à l'usage de l'œil artificiel , vint me visiter dans le courant du mois d'août 1817 , il y avoit déjà plus de trois ans qu'elle avoit été opérée à la suite , disoit-elle , d'une ophthalmie violente , précédée pendant plusieurs années d'ophthalmies moins opiniâtres. A l'inspection du moignon et de la conjonctive des paupières, je ne doutai pas un moment que toutes ces parties ne fussent très-bien disposées pour recevoir commodément l'application de l'œil artificiel ; point du tout , un émail très-petit , et dont cette dame avouoit ne pas sentir la présence dans l'orbite, y produisit en 10 heures de temps une inflammation légère , mais telle qu'il fallut deux jours pour la dissiper. J'en laissai passer quatre encore pour laisser reposer l'organe, et reconnoissant qu'il n'existoit plus aucune apparence d'irritation ni de douleur quelconque , je hasardai d'introduire sous les paupières un émail d'une forme différente, et qui pouvoit leur convenir davantage ; mais à peine s'étoit-il écoulé deux heures, que déjà l'inflammation étoit reparue accompagnée de douleurs de tête assez violentes. Je retirai de suite ce corps incommode, et si j'eus le malheur de ne pouvoir être agréable à cette dame, je lui fus utile, en cela que je la déterminai à ne pas tenter de nouveaux essais dont M.ʳ le professeur Dupuytren lui confirma les dangers.

Ce peu d'observations suffit, selon moi, pour prouver qu'on ne doit pas procéder inconsidérément à l'introduction de l'œil artificiel. L'instruction, la prudence et la délicatesse doivent y présider, quelque rares que soient les cas difficiles.

Ce point de la prothèse, de cet art qui ajoute au corps des moyens mécaniques ou autres pour suppléer aux parties qui manquent, n'a pour but ici que de diminuer la difformité de l'œil humain froissé dans son organisation : or, ce but ne peut être facilement atteint, s'il n'y a au moins une légère atrophie du globe.

Reconnoissons cette vérité, pour qu'on nous accorde que dans tous les autres cas son usage ne peut être nuisible; qu'au contraire il a souvent l'avantage d'attirer à lui, par ses mouvemens et son léger frottement, des sérosités âcres, dont l'absence soulage sensiblement

sensiblement les parties qui en étoient obstruées.

Il est beaucoup de personnes qui, pour cette raison, ne peuvent suspendre l'usage de l'œil artificiel, sans éprouver des douleurs céphaliques insupportables, et d'autres chez lesquelles ces maux de tête n'ont cédé qu'à son usage.

CHAPITRE XIII.

Introduction de l'OEil artificiel.

L'inspection de l'intérieur de l'orbite ayant donc convaincu de la possibilité d'y introduire l'œil artificiel , c'est-à-dire , la cavité orbitaire n'étant pas remplie par un globe aussi saillant que l'œil naturel, ce globe n'étant plus le siège d'aucune maladie , et enfin, la cicatrisation étant bien terminée :

L'oculiste choisit, sans avoir égard à la couleur ni à la grandeur de l'œil naturel , un œil d'émail très-petit et de quatre à cinq lignes de longueur , sur trois à quatre de largeur environ.

Il prend cette pièce avec le pouce et l'index de la main droite ; il la trempe dans un verre d'eau, relève avec le pouce gauche la paupière supérieure, et glisse sous cette paupière ainsi relevée la partie la plus bombée de l'œil artificiel ; quand elle y est introduite, il la dirige un peu vers le petit angle ou l'angle externe, laisse alors des-

cendre doucement la paupière supérieure ,
abaisse vivement avec le doigt medius
gauche la paupière inférieure qui se trouve encore cachée sous la plus foiblé partie
de l'œil artificiel , toujours soutenu par les
doigts de la main droite , dont le pouce
appuie légèrement, et l'œil est introduit.

Cette description est bien plus longue
à faire que l'introduction elle-même ; car
avec un peu d'habitude, relever la paupière
supérieure , y glisser la partie la plus bombée
de l'œil artificiel , abaisser vivement la paupière inférieure , qui bientôt le recouvre ,
c'est l'affaire d'un moment , c'est la chose
du monde la plus facile, et dans la pratique
de laquelle il faut cependant observer :

1.° De tenir l'émail bien perpendiculaire-
ment entre les doigts pour l'introduire , la
partie la plus bombée en haut, et la plus
pointue en bas. *Voyez* fig. 4.

2.° De le faire comme glisser de dessus la
paupière inférieure sous la paupière supérieure, relevée ainsi que nous l'avons dit.
Voyez fig. 5.

3.° De n'abandonner cette paupière qu'après y avoir engagé la partie la plus bombée de l'œil artificiel.

4.º De ne pas la quitter trop précipitamment.

5.º Et enfin, d'abaisser au contraire la paupière inférieure avec la plus grande promptitude, le pouce de la main droite appuyant légèrement sur l'œil artificiel. *Voyez* fig. 6.

Cette manière d'introduire l'œil artificiel peut être suivie par la personne même qui veut en faire usage, avec cette différence que c'est le medius gauche qui doit relever la paupière supérieure, et le medius droit qui exerce une légère pression sur l'œil artificiel, au moment où celui de la main gauche abaisse la paupière inférieure. Je vais décrire ce nouvel exercice avec ces particularités, afin d'être mieux compris.

Le pouce et l'index droits saisissent l'œil artificiel par le milieu, ils le plongent dans un verre d'eau, l'appliquent sur la paupière inférieure, le font glisser sous la paupière supérieure, que relève le doigt medius de la main gauche. *Voyez* fig. 7. Cette partie la plus bombée de l'émail étant introduite, le pouce et l'index droits l'inclinent un peu vers la tempe. Le medius gauche abandonne doucement la paupière supérieure, pour abaisser vivement l'inférieure, tandis que le medius droit, reprenant la place du pouce et de l'index droit, appuie légèrement sur l'œil artificiel qui se place alors comme de lui-même. *Voyez* fig. 8.

Il faut éviter de ne pas tâtonner cette manœuvre, parce que relever la paupière supérieure, l'échapper, la relever et l'échapper de nouveau pour la relever encore, c'est la fatiguer beaucoup plus que ne pourroit le faire l'œil artificiel le moins bien exécuté.

On le plonge dans un verre d'eau avant de l'introduire, pour qu'il coule plus facilement sous la paupière supérieure.

On y fait entrer d'abord le bout le plus fort, c'est-à-dire qu'on évite de l'introduire horizontalement ou parallèlement à la coupe des paupières, parce que la distance qui sépare les deux angles, lorsque la supérieure est relevée, n'est souvent pas aussi grande que la longueur de l'œil artificiel. Ne pouvant le

faire entrer en travers , il faut bien le présenter en long. Quelquefois encore la cavité
orbitaire est très-grande et le bulbe de l'œil
très-petit ; ce qui exige un émail très-bom-
bé. L'ouverture des paupières est rarement
alors en proportion avec le volume de l'é-
mail, il faut donc user d'adresse, et faire couler la partie la plus bombée sous la paupière
supérieure, qui offre une ouverture plus large
pour l'introduire avec moins de difficulté.

On ne doit abandonner la paupière supérieure qu'après y avoir entièrement introduit la partie la plus bombée de l'œil artificiel. On ne doit la laisser tomber que très-
doucement , parce qu'échappée trop tôt ou
trop vite , elle peut ou repousser l'œil artificiel en dehors, ou le pousser trop violem-
ment sur la conjonctive oculaire.

On doit abaisser la paupière inférieure
avec beaucoup de vivacité , parce qu'elle est
pincée sous l'œil artificiel , dont une partie
déjà introduite éprouve l'effet de contraction
de la paupière supérieure : cette paupière
pousse l'œil artificiel dans la cavité orbitaire.
L'émail appuieroit douloureusement sur la
paupière inférieure , seul obstacle qui s'op-

pose encore à son introduction , si on ne se hâtoit de l'abaisser. *Voy*. figures 5 et 7, Tandis que la main gauche abaisse la paupière inférieure pour faciliter l'introduction , la main droite fait tourner l'œil artificiel horizontalement ou parallèlement à la coupe des paupières , la partie la plus bombée du côté de la tempe, et exerce en même temps une légère pression , comme nous l'avons recommandé plus haut. L'œil introduit avec ces minutieuses observations , il faut encore éviter de fermer les paupières avec une contraction trop forte, et tâcher d'endurer une minute ou deux un léger chatouillement qui, s'il a lieu , peut être comparé à l'effet que produit une petite ordure sous l'œil, et cesse bientôt s'il n'est excité par aucun frottement.

Cet œil artificiel extrêmement petit, dont nous venons de décrire l'introduction sous les paupières d'une personne que nous supposons n'en avoir jamais porté , doit rester en place pendant huit ou dix heures, ou du matin au soir ; alors il faut le retirer de la manière suivante.

CHAPITRE XIV.

Extraction de l'Œil artificiel.

Il faut avoir, pour extraire l'œil artificiel, une longue épingle à tête un peu forte, ou mieux une aiguille d'or ou d'argent longue de trois pouces environ, de la grosseur d'une aiguille à tricoter. Ses deux bouts doivent être terminés par un petit crochet à tête arrondie et très-polie sur tous ses points. *Voyez* fig. 9. L'oculiste tient cette aiguille entre le pouce, l'index et le medius droits. Il abaisse délicatement la paupière inférieure avec les doitgs de la main gauche. Il fait passer entre elle et l'œil artificiel l'un des crochets de cette aiguille, qu'il glisse sur l'émail jusqu'à ce qu'il en rencontre le bord inférieur. Alors il rabaisse la main droite vers la joue, et sans tirer à lui, mais se servant de l'aiguille comme d'un levier, il soulève l'œil artificiel qui, n'étant bientôt plus soutenu par la paupière inférieure, coule le long de l'aiguille et tombe dans la main gauche qui a vivement quitté la paupière inférieure pour le retenir. *Voy*. fig. 10.

Si la personne qui fait usage de l'œil artificiel veut l'extraire elle-même , il faut que son medius gauche abaisse sa paupière inférieure, que le pouce, l'index et le medius droits saisissent l'aiguille à trois ou quatre lignes de son crochet , le pouce en dessous, les autres doigts en dessus ; qu'ils l'introduisent entre la paupière et l'émail, le dos de la main touchant le sourcil , jusqu'au bord inférieur de l'œil artificiel. Qu'alors rabaissant sa main droite vers la pommette , elle soulève avec l'aiguille cet œil qui glisse , et tombe sur la table , le lit ou le coussin chargés de le recevoir. *Voyez* fig. 11. Il faut éviter de tirer à soi quand le crochet de l'aiguille tient le bord inférieur de l'œil artificiel , parce que les paupières présentent alors un obstacle à sa sortie : on doit au contraire rapprocher la main de la pommette ; l'aiguille , interposée entre l'émail et la paupière , fait l'office d'un levier , sur lequel la pièce est obligée de couler sans résistance.

Beaucoup de personnes y mettent moins de façons : leur main ganche abaisse la paupière inférieure, et leur pouce droit relevant l'œil d'émail et l'attirant à lui, le fait tomber sans difficulté.

Le seul reproche qu'on puisse faire à cette méthode, sans contredit la plus simple et la plus usitée, c'est qu'elle exige un grand abaissement de la paupière inférieure, qui, trop souvent tiraillée, finit par perdre son léger mouvement oblique, reste toujours abaissée et ne peut plus retenir l'œil artificiel.

Chaque fois qu'on l'extrait de l'orbite, il faut le remettre dans l'eau, pour qu'il y dépose les sérosités épaisses dont il se trouve comme enduit.

De même que son introduction, l'extraction de l'œil artificiel est plus longue à décrire qu'à exécuter.

Ces deux opérations sont si simples, que telle personne sait au milieu de la conversation la plus intéressante, tirer son mouchoir, se tourner comme pour se moucher, ôter son œil artificiel, l'essuyer, le replacer, se retourner et poursuivre son entretien, aussi peu interrompu que si toute autre se fût mouchée réellement. Mais cette facilité suppose de l'habitude , et nous ne devons pas oublier ici que nous instruisons quelqu'un qui ne fait usage de ce procédé que pour la première fois. Nous avons choisi, en raison de cette circonstance, un émail extrêmement petit, nous l'avons introduit sous les paupières sans faire éprouver la moindre douleur, nous l'en avons extrait avec la même facilité. Avant d'en poser un second, remarquons l'effet que ce petit œil artificiel a déjà produit sur la conjonctive de l'initié ; car dès cette première séance on doit savoir placer et déplacer l'œil artificiel, qui déjà a fait ressentir son influence aux organes qui l'ont reçu.

CHAPITRE XV.

Effet de l'Œil artificiel sur la conjonctive des paupières et du globe.

Nous avons décrit, en parlant du *bandeau*, l'état d'atonie de toutes les parties orbitaires et palpébrales qu'il recouvre ; cette atonie se fait souvent remarquer, sans qu'on puisse l'en accuser, dans toute cavité orbitaire qui n'a pas encore été remplie par un œil artificiel. Les paupières, dans ce cas, n'ont aucun point d'appui pour aider à leurs mouvemens, et restent presque toujours fermées ; elles ne peuvent profiter qu'extérieurement du bienfait des lotions. Leur intérieur est continuellement baigné par les sérosités qui leur sont propres. Il est rare que leur conjonctive, d'ailleurs pâle et livide, ne soit gonflée au point de ne laisser aucune séparation entre sa lame, qui tapisse les paupières, et celle qui recouvre le globe ; cependant cette distance des deux lames de la conjonctive devroit être d'autant plus grande, que le globe de l'œil est plus *atrophié*.

Cet état d'engorgement commence à diminuer du moment où l'œil artificiel est introduit sous les paupières, et qu'il y est agité par le moignon qui lui sert de point d'appui et de conducteur. Les fluides sécrétés pour lubréfier le globe de l'œil naturel, et qui n'étant plus absorbés par lui engorgeoient leurs vaisseaux, se répandent dès ce moment sur la surface externe de l'émail et sont bientôt repoussés et déposés dans sa cavité interne, elle en est quelquefois remplie, et lorsqu'on le retire pour le laver dans un verre d'eau, cette abondante sécrétion en a bientôt troublé la limpidité. Si l'on examine alors l'intérieur de l'orbite, on s'aperçoit que la conjonctive s'est déjà raffermie, retirée sur elle-même, qu'elle laisse déjà un plus grand vide, une place plus grande à l'œil artificiel, que les vaisseaux sont déjà remplis d'un sang beaucoup plus apparent et plus vermeil.

Je n'aurois jamais pensé à signaler cette heureuse et nouvelle disposition du moignon et des paupières, si quelques personnes ne s'en fussent inquiétées. En effet si l'on compare cette rougeur avec la lividité précédente, on est tenté de croire à une inflammation soudaine : pour se convaincre du contraire, il suffit de relever les paupières de l'œil sain, et de comparer l'état de la conjonctive des deux yeux qui alors se trouve le même absolument.

Ceci explique la nécessité d'ôter l'émail tous les soirs pour le laver. Si une journée suffit pour que sa cavité soit remplie de sérosités, il est indispensable de le retirer de l'orbite pour le débarrasser de ces impuretés : autrement ces fluides surabondans se répandroient le long de la joue, après avoir imbibé les cils qui se colleroient les uns aux autres, et l'air desséchant bientôt cette humeur visqueuse, la convertiroit en une châssie épaisse et difficile à détremper.

On peut laver l'œil artificiel et le remettre pour dormir sans inconvénient, mais alors il faut avoir soin de le changer aussitôt qu'il est usé ou dépoli , pour des raisons dont nous parlerons plus tard.

Cette sécrétion quotidienne rétablie par l'œil artificiel explique encore , à mon avis , pourquoi cet usage fait cesser des maux de tête qui reparoissent dès qu'on le suspend.

Cette sécrétion n'est peut-être pas plus abondante que dans l'état naturel ; elle le paroît davantage , parce que nous la recueillons presque toute dans la cavité de l'émail qui ne sauroit en absorber la moindre partie ; l'œil naturel au contraire absorboit sans doute tous ces fluides, destinés par la nature à faciliter ses mouvemens dans l'orbite.

Nous avons vu les heureux effets de l'œil artificiel extrêmement petit que nous y avions introduit provisoirement. Ce seroit tout gâter que de vouloir trop tôt le remplacer par un émail imitant la grosseur du naturel ; il faut procéder avec circonspection et de la manière suivante.

CHAPITRE XVI.

Progression à suivre dans la grosseur de l'œil artificiel, pour arriver sans douleurs à la grosseur du naturel.

Avant de retirer le premier et très-petit émail introduit sous les paupières, il faut faire attention à la manière dont il s'y trouve placé.

Si, par exemple, son iris, au lieu de se trouver au milieu juste des deux paupières, se portoit trop du côté du nez, il faudroit choisir une pièce nouvelle qui ne surpassât pas la première en grosseur de plus d'une demi-ligne, mais dont la partie la moins forte et qui doit être placée dans le grand angle, angle interne ou du côté du nez, fût un peu plus longue. *Voy.* fig. 12.

Cette pièce introduite le matin doit être portée jusqu'à midi, retirée, plongée dans un verre d'eau et remise sous les paupières qu'on a eu soin de baigner avec le même collyre.

collyre. Il faut, avant de se coucher, répéter ces soins et ne la replacer dans l'orbite
que le lendemain. On doit en faire usage
deux ou trois jours et ne la remplacer par
une autre qu'après avoir examiné sa position sous les paupières.

Si, je suppose, son iris se trouvoit trop
rejetée vers le petit angle, angle externe,
ou du côté de la tempe, on en choisiroit
une autre plus grande que la précédente
d'une ligne à peu près, et surtout plus longue ou plus bombée vers sa partie la plus
forte, qu'on appelle ordinairement *culasse*,
ainsi l'on dit dans ce cas : pour que cet œil
artificiel se jette moins du côté de la tempe,
il lui faut une culasse plus bombée, plus
longue. *Voy*. fig. 13. Cette troisième pièce
doit être portée trois ou quatre jours avec
les soins de propreté dont j'ai parlé plus
haut.

Si l'iris de cet œil artificiel se trouvoit
trop cachée sous la paupière supérieure, on
le remplaceroit par un autre un peu plus
fort encore, et dont le blanc qui doit être
derrière cette paupière seroit un peu plus

haut, moins échancré. *Voyez* fig. 14. Cette quatrième pièce doit être portée quatre à cinq jours.

Si au contraire cet œil artificiel se plongeoit trop sous la paupière inférieure, on lui en substitueroit un autre un peu plus gros, la place le permettant, et qui auroit un peu plus d'émail blanc dans la partie inférieure. *Voyez* fig. 15.

On voit d'après ces quatre suppositions, qu'il n'y a pas de forme fixe pour le côté droit ou gauche. L'œil artificiel qui convient pour remplacer l'œil droit de telle personne seroit propre à corriger la difformité de l'œil gauche de telle autre.

Cependant il est assez ordinaire qu'il faille moins de blanc à l'œil artificiel dans sa partie inférieure ou recouverte par la paupière inférieure, qu'il n'en faut sous la paupière supérieure.

C'est la raison, la prudence, qui seules peuvent indiquer jusqu'où il faut pousser la grosseur de l'œil artificiel, pour qu'il se rapproche le plus possible de celle du naturel, sans que les paupières ayent de la peine à se refermer par-dessus. Plus on mettra de temps à passer du premier émail extrêmement petit au plus volumineux que puissent contenir l'orbite et les paupières , et plus on parviendra sans peine à un résultat satisfaisant. On sera souvent étonné des progrès dus à la seule patience de laisser agir la nature.

La possibilité d'introduire chaque fois un émail un peu plus fort vient de l'affaissement de la conjonctive. Si l'émail la froissoit dans l'un de ses points, au lieu de se retirer sur elle-même , elle se gonfleroit et le rejeteroit en dehors. Retenons donc bien que le désir de donner à l'œil artificiel la grandeur de l'œil naturel doit toujours être subordonné à cette règle générale , et qui ne souffre aucune exception. L'émail doit flotter dans l'orbite , derrière les paupières , et recouvrir le bulbe de l'œil sans fatiguer ni presser trop fortement aucune de ces parties. Enfin, quel que soit le gonflement intérieur des paupières , de la conjonctive et des parties de la cavité orbitaire , quelle que soit la place laissée par ces membranes à l'œil artificiel, il doit s'y conformer. Cet œil, fût-il de la moitié plus petit que l'autre, ne peut être mieux, si on a remarqué qu'un peu plus grand, il fatigue, ou n'est pas à l'aise. En général, l'œil artificiel doit être plus foible que le naturel, il se prête alors à des mouvemens plus faciles, et ce sont ces mouvemens qui produisent la plus grande illusion. En effet, il est bien rare qu'on s'aperçoive de la différence de grandeur de deux yeux qui ont des mouvemens pareils, tandis qu'il est impossible, au contraire, qu'on ne soit désagréablement surpris à l'aspect de la figure même la plus séduisante, mais ayant l'un des yeux immobile. Cette immobilité est le défaut de tout émail trop gros, trop fort, non comparé avec l'œil naturel, mais pour la place qui doit le contenir.

CHAPITRE XVII.

Formes particulières que doit avoir l'Œil artificiel dans certains cas.

Nous avons dit comment il faut obvier à l'inconvénient d'un œil artificiel qui se jette trop, soit en haut, soit en bas, ou dans l'un des deux angles. Le seul moyen que nous avons indiqué est de choisir un émail plus fort ou qui ait plus de blanc de ce côté. Ce procédé est excellent, quand c'est le défaut d'émaux trop petits et dont on peut sans inconvénient augmenter le volume. Mais dans toute autre circonstance, il faut faire choix de pièces moins fortes du côté opposé à l'angle dans lequel elles se jettent.

Très-souvent l'œil artificiel se place toujours de manière à ne laisser jamais apercevoir assez de blanc du côté de la tempe, malgré la longueur, la convexité, le volume enfin de la culasse. Il faut renoncer alors à vouloir en placer de plus bombé , mais

faire attention à l'intérieur des paupières,
et reconnoître qu'une petite bride ayant sa
base au fond de l'orbite tient à chacune
d'elles et les réunit. Cette bride, presque invisible, quand les paupières sont à moitié
fermées, se tend comme une corde d'arc
lorsqu'elles s'ouvrent entièrement ; elle fait
remonter sous la paupière supérieure cette
culasse destinée à repousser la cornée vers
le nez, et dont l'effet devient nul. Dans cet
état les vaisseaux sanguins, figurés sur l'émail
pour imiter ceux de la conjonctive et destinés à se placer dans les deux angles, se
trouvent, ceux de l'angle interne sous la
paupière inférieure, et ceux de l'angle externe sous la paupière supérieure. Au lieu
d'une bride, c'est quelquefois un mamelon
charnu, une excroissance qui produit cet
effet. Il faut alors que l'œil artificiel ait une
échancrure proportionnée à la grosseur du
mamelon ou de la bride, et pratiquée dans
l'endroit de la culasse qui correspond à ces
obstacles, afin de les y loger en quelque
sorte, et ne pas les gêner. *Voyez* fig. 16.

Si, au contraire, c'est le volume de la

caroncule lacrymale ou toute autre cause qui rejette l'émail dans l'angle externe, c'est dans sa partie la plus pointue , placée du côté du nez , que doit être pratiquée cette échancrure. *Voyez* fig. 17.

On pense bien qu'il ne m'est pas possible de décrire toutes les formes qu'il convient de donner à l'œil artificiel, pour qu'il soit posé régulièrement sous les paupières : pour peu qu'on y fasse quelque attention , on parviendra , sans de grands efforts d'imagination , à ce but. Il faut toujours raisonner d'après ces principes. 1.° Quand l'émail se jette trop d'un côté , c'est de ce côté qu'il lui faut donner une plus grande dimension. 2.° Ce moyen est-il gênant , c'est le côté opposé qu'il faut diminuer. 3.° Si cet expédient ne réussit pas mieux , il faut ajouter d'un côté ce qu'on a diminué de l'autre. 4.° Si le bulbe ou moignon est un peu fort, il faut que l'émail soit mince, peu bombé et d'une assez grande étendue. *Voyez* fig. 18. 5.° Si l'atrophie du moignon est considérable , si la cavité orbitaire est profonde

et l'ouverture des paupières très - petite,
l'émail doit être d'une forme très-resserrée
sur elle-même, n'ayant que très-peu d'é-
tendue , et surtout très-bombée. *Voyez*
fig. 19. 6.º Enfin, car je ne saurois le répéter trop souvent, l'œil artificiel doit être
presque toujours un peu plus petit que le
naturel , et très-rarement plus gros.

L'importance que je parois mettre à tous
ces détails peut les faire paroître très-nom-
breux ; mais on doit faire attention que
je rappelle ici ce qu'il faut pratiquer dans
une multitude de cas séparés , et bien moins
fréquens qu'on ne pourroit croire. L'œil
artificiel se place ordinairement comme de
lui-même. L'habitude de choisir, d'exécuter
et d'introduire des yeux artificiels fait pré-
voir et surmonter la plus grande partie des
petits obstacles que j'ai décrits : obstacles
dont les personnes , chez lesquelles ils se
rencontrent , ne soupçonnent pas même
l'existence. Je crois ne devoir rien épar-
gner pour éviter tout embarras à celles
qui , trop éloignées de la capitale , sont ré-

duites à se placer elles-mêmes des yeux artificiels dont elles n'ont jamais fait usage, et
sont quelquefois privées de médecins qu'elles puissent consulter à ce sujet.

CHAPITRE XVIII.

L'Œil artificiel ne doit faire éprouver aucune douleur.

Il est trop naturel de penser qu'un corps étranger , quelquefois si volumineux , ne peut être placé au milieu de membranes si déliées , si fines, sans nuire à la délicatesse de leur organisation, pour que je m'empresse de présenter ici les raisons qui prouvent le contraire. Je le fais autant dans l'intérêt de la vérité que dans celui des personnes qui doivent faire usage de ce moyen. Beaucoup se sont efforcées d'endurer pendant plusieurs jours des douleurs intolérables, occasionnées par des émaux ou mal faits , ou peu convenables à l'orbite , par la seule raison qu'il n'est pas possible , à ce qu'elles croyoient , de porter un œil artificiel sans souffrir dans les premiers momens. Elles espéroient toujours pouvoir s'y habituer, et furent bientôt cruellement détrompées, quand, ne pouvant

plus résister aux douleurs qu'elles éprou-
voient, il leur fallut renoncer à un usage
si facile pour tant d'autres.

Quand l'œil artificiel introduit sous les
paupières y cause une irritation fatigante
dont la durée excède deux à trois minutes,
c'est la faute de l'émail qui trop gros ou
trop plat touche à l'un des points de l'orbite,
ou resserre trop le bulbe de l'œil, au lieu de
le recouvrir; enfin c'est qu'il n'est pas dans
la forme propre à la place. S'il étoit dans
les dimensions exigées, il ne feroit éprouver
aucune autre gêne qu'un léger engourdissement à peine sensible et bientôt terminé.

On voudroit en vain se persuader que
l'amour-propre des personnes habituées à
l'usage de l'œil artificiel a pu seul leur faire
supporter les premières douleurs : qu'on y
réfléchisse un moment, et l'on reconnoîtra
que, s'il étoit impossible d'éviter ces souffrances, il faudroit renoncer pour toujours
à un moyen qui deviendroit de moment en
moment plus insupportable. En effet, quelle
seroit la cause de ces sensations douloureuses ? le passage continuel des paupières sur

ce corps étranger ; mais ces passages , ce cillement sont si multipliés et se multiplie-roient dans une progression si fatigante par l'irritation , qu'il n'y a pas ici de milieu entre ne gêner aucunement ou faire éprou-ver des souffrances intolérables.

La sensibilité de la conjonctive palpébrale n'est pas extrême , au point de ne pouvoir endurer l'attouchement d'un corps aussi poli que l'émail , dont nous avons donné la description précédemment.

Nous jugeons, en général , de la sensibi-lité de l'œil perdu, par celle de l'œil sain : c'est une erreur. La partie de la conjonctive qui recouvre la cornée opaque , le blanc ou la sclérotique de l'œil , supportent l'attou-chement du doigt, et on ne sauroit l'endurer vers la cornée transparente : c'est ce dont chacun peut se convaincre. Or, le moignon sur lequel nous appliquons l'émail n'a plus de cornée transparente ; toute la sensibilité se trouve donc bornée à celle de la con-jonctive.

Bien du monde raisonne encore ainsi : Puisque le plus petit corps étranger, tombé entre les paupières, fatigue l'œil si douloureusement, combien plus doit-on souffrir quand il s'agit d'y introduire un œil artificiel. C'est comparer deux choses bien dissemblables dans deux cas bien plus différens encore. En effet, lorsqu'une ordure tombe dans l'œil sain, elle touche presque toujours sur la cornée transparente, première cause d'irritation : ensuite elle passe sous les paupières, avec quelque violence, entre la conjonctive palpébrale et la conjonctive oculaire, qui, dans l'état naturel, coulent l'une sur l'autre, sans laisser entre elles beaucoup d'intervalle. Dailleurs cette ordure est souvent anguleuse, aigue, et titille d'une manière insupportable les points où elle touche. Mais quand on introduit un œil artificiel, c'est toujours sous les paupières d'un œil crevé, d'un œil que l'évacuation de ses humeurs a réduit à moitié ou aux deux tiers de son volume ordinaire. Alors, il n'y a plus, comme je l'ai déjà dit, de cornée transparente, parce que la sclérotique s'est rapprochée sur elle-même. Alors il n'y a plus de sensibilité extrême ; alors les deux lames de la conjonctive des paupières et du globe sont bien loin de se toucher, et l'œil artificiel peut se loger entre elles sans les gêner, si son émail est d'une forme et d'un poli convenables. Je ne sais si cette démonstration paroîtra aussi claire qu'elle me le semble ; mais son obscurité même ne devroit pas empêcher de croire à un fait aussi constant. C'est toujours pour les personnes, dans le cas dont nous nous occupons , un sujet d'étonnement que la facilité de l'œil artificiel à se placer sous les paupières sans les gêner, quand on suit la marche que nous venons de tracer. Leur surprise est égale à la crainte qu'elles avoient ; et j'en ai vu qui étoient obligées de se regarder dans la glace pour se convaincre de l'introduction de l'œil artificiel , dont elles ne sentoient pas la présence sous leurs paupières.

CHAPITRE XIX.

L'Œil artificiel doit et peut imiter les mouvemens de l'œil naturel.

Tout œil artificiel qui, placé dans l'orbite, n'empêche pas les paupières de se fermer, peut remuer derrière elles et suivre à peu près tous les mouvemens de l'œil naturel. Il est, je pense, inutile d'observer que je n'entends, par mouvemens de l'œil, que ceux qui sont propres à la totalité de cet organe dans son orbite, et non ceux de dilatation et de contraction particuliers à la pupille.

Les mouvemens de l'œil artificiel sous les paupières sont dus à l'action du moignon qu'il recouvre combinée avec celle de la conjonctive oculaire et palpébrale.

L'incrédulité publique est extrême sur ce point. C'est pourtant un fait dont il est facile de se convaincre même par le raisonnement, et auquel on n'ose ajouter foi qu'après en avoir été témoin soi-même. Comme les émaux qui restent fixes sous les paupières sont d'un aspect très désagréable, et qu'au contraire il n'est pas facile de reconnoître ceux qui suivent et imitent les mouvemens naturels, ou se persuade sans autre examen que tous les yeux artificiels sont immobiles, et l'on ne sauroit imaginer pourquoi et comment il en pourroit être autrement.

Je vais tâcher d'expliquer la cause d'un fait très-vrai, et qui n'a que le malheur de paroître invraisemblable. Quand on parle des mouvemens de l'œil artificiel, l'esprit pense d'abord à des moyens mécaniques, nécessaires pour produire ces mouvemens : nous ne nous servons, au contraire, que de moyens offerts par la nature.

La conjonctive doit jouer un grand rôle dans cette explication, parce que c'est au milieu d'elle que notre émail est placé. Elle tapisse, ainsi que nous avons eu l'occasion de le dire plusieurs fois, l'intérieur des paupières, et se replie sur elle-même pour recouvrir la surface du globe. Quand notre

émail

émail est posé sur ce bulbe, sur ce moignon qu'il emboîte, il se trouve entre les deux lames de la conjonctive, dont l'une, appelée oculaire, est derrière lui ; et l'autre, la palpébrale, est par-dessus. Les bords de cet émail reposent sur cette conjonctive et dans le pli qu'elle fait pour passer des paupières au globe oculaire. Quand le bulbe de l'œil se meut dans son orbite et se relève comme pour regarder en haut, par exemple, non seulement il enlève avec lui l'émail qui le recouvre, mais encore il attire à lui et fait remonter la conjonctive de la paupière inférieure, qui sert encore à faciliter et à communiquer ce mouvement à l'œil artificiel.

Je ne sais pas si je serai compris par d'autres personnes que celles familières avec l'anatomie de l'œil humain ; mais ce ne sera pas moins une vérité incontestable que tout émail, placé sur un moignon mobile et sous des paupières dont il ne gênera pas la marche facile, suivra les mouvemens qui lui seront donnés par ce moignon et ces paupières. Il y a peu de temps que de jeunes étudians en médecine, auxquels je faisois remarquer les mouvemens très-multipliés d'un œil artificiel, placé dans l'orbite d'une personne qu'ils m'avoient amenée, m'assurèrent n'avoir lu dans aucun de leurs auteurs que ces mouvemens dussent exister. Je leur conseillai sur-le-champ de relire avec plus d'attention Boyer, Richerand, Scarpa, etc. etc. etc.

Si on a quelque occasion de remarquer l'immobilité de certains yeux artificiels, c'est qu'ils sont trop gros, trop grossièrement faits et mal adaptés. Il n'en faut nullement accuser l'art dont nous exposons les principes, et aux résultats desquels on ne peut faire ce reproche.

CHAPITRE XX.

Durée de l'Œil artificiel.

L'œil artificiel en émail se dépolit par l'usage, quels que soient les soins apportés à sa confection et le choix des matières qui le composent. Il ne peut, sans être endommagé, résister plus de trois ou quatre mois à l'action réunie des fluides qui le baignent, et au frottement des paupières.

Ce sont les fluides sécrétés par les glandes de Meïbomius ou ciliaires, qui me paroissent avoir le plus d'action sur l'émail. En effet, on remarque sur tout œil artificiel, qui commence à se dépolir, deux raies parallèles et très-rapprochées, qui répondent juste aux tarses des paupièrses, quand ils se rapprochent lors du cillement.

Six mois suffisent pour que toute la superficie de l'émail soit corrodée. On ne reconnoît facilement cet état qu'en l'essuyant. Alors la pupille et les couleurs de l'iris

7*

paroissent comme à travers un nuage et comme effacées. Quand il est mouillé, il paroît encore luisant et trompe alors dangereusement, parce qu'il n'en est pas moins rude, même au toucher. L'usage prolongé d'un œil artificiel ainsi dépoli est très-souvent nuisible à la délicatesse de la conjonctive palpébrale.

L'émail se ternit plus ou moins promptement, selon l'acrimonie plus ou moins grande des humeurs au milieu desquelles il se trouve plongé. Cette acrimonie varie dans chaque individu. Il en est qui peuvent porter l'œil artificiel six mois de suite, sans que le cristal qui représente la cornée soit endommagé ; et d'autres, au contraire, chez qui trois ou quatre mois suffisent pour user non seulement cette imitation de la cornée, mais encore les vaisseaux sanguins de la conjonctive oculaire, dont il ne reste plus que les traces gravées sur la sclérotique, c'est-à-dire sur l'émail blanc qui représente cette tunique.

Ce ne sont pas les humeurs les plus abondantes qui ont cette qualité corrosive la plus active. Je me suis assuré du contraire dans une foule d'observations, dont je ne vais citer pour exemple que les deux les plus opposées.

Sixième et septième Observation.

M. le chevalier de*** est un homme de 45 ans, grand, noir, très-fort, dont l'œil très-brun est recouvert de très-belles paupières ornées de cils très-longs, et sur lesquelles il seroit difficile de remarquer en aucun temps la plus légère trace de suintement ou de châssie ; cependant l'émail de ma composition qui recouvre la cicatrice de l'œil, qu'il a perdu d'un coup de feu reçu en Espagne, ne peut rester plus de huit jours de suite, sans que déjà on ne s'aperçoive d'une légère tache sur la cornée transparente, à l'endroit juste où les paupières se réunissent lors du cillement. Il est obligé de changer ses yeux artificiels tous les trois mois bien régulièrement, et ce terme suffit pour les user au point de n'en pas reconnoître la couleur, tandis qu'au contraire mademoiselle N. , fille d'un négociant de Paris , a la facilité de porter le même œil artificiel pendant huit à dix mois , sans qu'il soit trop endommagé ; et cependant cet émail , qui remplace un œil perdu à la suite d'une petite vérole dont elle faillit périr , est au milieu de paupières continuellement abreuvées d'une quantité extrême de fluides , et d'une châssie tellement abondante , qu'avant l'usage des yeux artificiels , on avoit quelquefois de la peine à décoller les deux paupières réunies par elle.

Quand on fait usage d'un émail trop gros, trop bombé surtout , les paupières, qui ont de la peine à passer par-dessus , ne peuvent se rapprocher tout-à-fait lors du cillement , et le fluide échappé des glandes de Meibomius, s'étendant sur cette partie toujours exposée à l'air , se dessèche, s'y attache comme une gomme épaisse, qui corrode cet émail avec la plus grande promptitude. C'est une raison nouvelle à ajouter à toutes celles déjà données pour engager à porter l'œil artificiel plutôt petit que trop grand.

Les chimistes, qui savent que l'acide fluorique est le seul de tous les acides connus auquel le verre et l'émail ne peuvent résister, refuseront peut-être de croire à ce phénomène de l'action des fluides ciliaires sur ces mêmes corps.

Mais peut-être aussi me trompai-je en donnant à ces fluides cette propriété.

Faut-il attribuer la dégradation de l'émail au simple frottement des paupières ? On a peine à concevoir qu'une membrane fine et délicate, comme la conjonctive , puisse agir , par le seul secours du frottement , avec une telle puissance sur nos yeux artificiels , sur cet émail , sur ce cristal si poli, si brillant et si dur.

Quoi qu'il en soit , le fait de cette dégradation est constant ; et, par malheur , je ne connois aucun moyen d'empêcher l'émail de se dépolir sous les paupières. Je pense qu'il ne faut pas prendre trop à la lettre ce que dit à ce sujet un auteur moderne, dont les conseils sont d'ailleurs dictés par la sagesse et méritent d'être placés ici : « Si on » a soin de l'ôter (l'œil d'émail) tous les » soirs, en passant une tête d'épingle sous la

» paupière inférieure, pour le soulever, ou
» de le faire sortir doucement de toute autre
» manière, et de le recevoir sur un linge,
» puis de le laisser dans l'eau jusqu'au mo-
» ment de le replacer ; si on a attention
» de laver la cavité orbitaire avec un col-
» lyre résolutif quelconque, et tiède, on
» conservera l'œil artificiel *toujours beau,*
» *uni, brillant;* l'intérieur de l'orbite sera
» exempt d'humeurs et de sérosités âcres,
» qui ne pourront point aussi facilement
» l'irriter, et la conjonctive des paupières,
» ni occasionner aucunes fluxion, inflam-
» mation et érosion d'aucun de ces organes.
» L'œil artificiel ne sera pas lui-même ex-
» posé à être attaqué par ces humeurs âcres,
» qui viennent naturellement un peu du
» fond de l'orbite, et ternissent l'émail en
» le corrodant ».

On voit par ces derniers mots, que l'auteur partage mon opinion sur la qualité des
humeurs de l'œil. Quant à ses conseils, ils
seront excellens pour conserver en bon état
les paupières et la cavité orbitaire ; mais ils
ne pourront jamais rendre l'émail tout-à-

fait étranger á l'action des sérosités. C'est une vérité qui m'est trop démontrée, et sur laquelle j'insiste, parce qu'elle pourroit jeter dans une sécurité préjudiciable des per-sonnes qui croiroient pouvoir faire un usage très-prolongé de leurs émaux, et ne s'aper-cevroient du contraire, qu'averties par les accidens qui feront le sujet du chapitre sui-vant.

CHAPITRE XXI.

L'Œil artificiel dépoli est nuisible.

Si la cause principale de la facilité qu'é-
prouvent les paupières à passer sans douleur
par-dessus l'œil artificiel est l'extrême poli
de son émail, on pense bien que ces paupières éprouveront de la gêne du moment
où ce poli cessera d'être aussi parfait.
L'émail perdant peu à peu de son brillant
primitif, les paupières auront de plus en
plus moins d'aisance à le recouvrir. L'émail
s'obscurcissant davantage, la conjonctive
des paupières en sera légèrement irritée, et
la cause de cette irritation augmentant de
jour en jour, l'inflammation de cette membrane deviendra bientôt extrême. Bientôt
encore, les glandes de Meïbomius, titillées
plus fortement qu'à l'ordinaire, sécréte-
ront une humeur plus abondante qui, de
moment en moment, agissant plus fortement
sur l'œil artificiel, en détruira tout-à-fait

l'aspect vitré, le rendra, au toucher, comparable à du grès pour la rudesse, et alors des excroissances charnues commenceront à naître du fond de l'orbite; elles rempliront avec la conjonctive la cavité orbitaire, et repousseront enfin au dehors ce corps étranger qui les fatigue, et dont elles occupent toute la place.

Qui croiroit que de pareils effets ne dussent pas être extrêmement redoutés, et que le moyen si facile de les prévenir, en changeant d'émail aussitôt qu'il commence à se dépolir, ait jamais été négligé. Cependant c'est ce qui arrive tous les jours, et sur dix personnes auxquelles on remarque un œil artificiel trop gros, trop saillant hors des paupières, il y en a neuf à coup sûr dont c'est la faute, dont l'émail, d'abord très-bien, est peu à peu repoussé par des excroissances, que son trop long séjour sous les paupières a fait naître.

Quelles sont les causes de cette sécurité ou de cette espèce d'incurie? Seroit-ce qu'en examinant d'un côté le brillant et la douceur au toucher d'un œil artificiel bien fait, et de l'autre la finesse de la conjonctive, on ne puisse se figurer, comme j'ai moi-même de la peine à me le persuader, que le frottement d'une membrane si délicate soit capable d'attaquer le poli d'un corps si brillant? En effet ce poli n'est pas le résultat de matières qui, passées et repassées sur les molécules du verre, les ont aplaties ou unies comme dans les cristaux taillés à facettes ; c'est ici le feu qui a rapproché toutes ces molécules comme en une seule, dont les pores doivent être très-serrés et moins faciles à se laisser attaquer ; mais aussi ce qui détruit un pareil poli, ce n'est pas le frottement seul de la conjonctive; c'est surtout, à mon avis, l'action chimique des fluides sécrétés par les glandes lacrymales et de Meïbomius.

On se persuade encore que notre conseil de changer les yeux artificiels, aussitôt qu'ils commencent à se dépolir, est un peu intéressé de notre part, et qu'il est possible de les porter encore quelque temps, puisque d'ailleurs ils ne font éprouver qu'une gêne très-supportable. Cette irritation de la con-

jonctive, cette végétation même d'excroissances charnues, ne sont que très-légèrement
douloureuses, le mal s'accroît d'une manière
insensible ; ce ne seroit pas même un mal
s'il ne finissoit par chasser tout-à-fait l'émail,
qui ne fatigue, qui ne blesse qu'au moment
où on veut le faire entrer de force sous ces
paupières boursoufflées, et dans cette cavité
toute remplie de chairs fongueuses. Alors il
appuie ou plutôt on le fait appuyer sur ces
douloureuses excroissances; ses bords, au lieu
de se placer dans le pli de la conjonctive, se
posent sur le tarse de la paupière inférieure,
qui s'affaisse et le laisse échapper.

Ceci me rappelle une remarque essen-
-tielle et que je n'ai pas faite encore. La pe-
titesse de l'émail n'est jamais une raison
pour le faire glisser hors des paupières; elles
ne laissent jamais tomber un œil artificiel
qu'il ne soit véritablement trop gros. Ainsi,
quelque petit qu'il puisse paroître, comparé
à l'œil naturel, il est trop fort s'il tombe des
paupières, il est trop gros si elles ne peuvent
le retenir. En voici la raison. Les paupières
de tout œil, dont les humeurs se sont écou-

lées par suite de blessures ou d'opérations malheureuses, sont presque toujours fermées; elles ne répondent plus à la volonté qui fait mouvoir celles de l'œil sain. Si nous plaçons dans l'orbite un émail qui ne soit pas trop volumineux, il leur rendra, par sa convexité, la facilité de s'ouvrir en aidant la paupière supérieure à se relever. Cette ouverture des paupières est toujours en raison de la convexité de l'émail qui, extrêmement petit, ne les entr'ouvre que très-peu, et alors ne sauroit leur échapper ; mais extrêmement gros, il les excite au contraire à s'ouvrir très-fortement, il les empêche même de se fermer, et le moindre mouvement qui le pousse en dehors le fait tomber, puisqu'il ne peut plus être retenu par elles.

Des lecteurs, étrangers ou indifférens à l'objet qui nous occupe, trouveront peut-être que j'emploie bien des mots pour rendre compte d'un fait tout naturel, trop simple pour mériter qu'on y fasse une autre attention que de l'indiquer. J'en conviens moi-même, cependant je puis assurer qu'il est

très-peu de cas où je ne sois obligé de le répéter. La plupart des personnes qui portent des yeux artificiels se figurent que ces
émaux, très-gros, doivent mieux tenir sous
les paupières, et que, très-petits, ils sont
susceptibles de leur échapper.

Mais cette autre vérité non moins utile :
« Tout œil artificiel dépoli est un corps étranger, fatigant pour les paupières », ne sauroit
pourtant être dite et trop souvent redite,
puisque, quelque vraisemblable qu'elle soit,
on n'y croit la moitié du temps que trop
tard. Pourroit-on imaginer, par exemple,
qu'une jeune femme, riche, jolie, et même
un peu coquette, préférât de changer inuti-
lement de robes et de chapeaux à renouveler un émail usé qui la défigure ? c'est pourtant ce qu'on voit tous les jours. Quelle
peut en être la raison ? nous la trouverons
sans doute dans l'habitude, *qui oculos habet et non videt.* Cet œil artificiel se dépolit
lentement, les effets de l'irritation qu'il produit sont presqu'insensibles, la vue s'y fait,
et ne remarque pas qu'il devient de jour en
jour trop saillant, mais imperceptiblement.

Ainsi, pour me servir d'une comparaison analogue : telle personne qui mettoit du rouge autrefois s'en chargeoit les joues tous les jours de plus en plus, craignant de n'en pas mettre autant que la veille, et ne s'apercevant pas qu'elle s'enlaidissoit en croyant s'embellir.

Mais, dira-t-on, quand un émail est dépoli, par cela même devenu trop gros, comment ne pas voir le gonflement des paupières, qui ne le recouvrent presque plus ? Aussi finit-on par l'éprouver, mais souvent trop tard, comme je le disois tout-à-l'heure ; ces effets sont si lents dans leur progression, que notre vue s'y habitue sans peine ; c'est ainsi que nous nous familiarisons peu à peu avec l'aspect désagréable du strabisme complet d'une personne que nous visitons très-souvent, et que nous ne pouvons supporter le regard d'une autre qui louche beaucoup moins, mais que nous voyons pour la première fois.

Le seul moyen de ne pas s'exposer aux tristes effets de l'œil artificiel ainsi corrodé, et de prévenir de tels effets, c'est de l'essuyer

suyer tous les jours, et de le changer aussitôt qu'il commence à paroître terne.

Je me serois borné à donner sur cet
objet de simples conseils, s'il n'y avoit que
des personnes raisonnables qui fussent pu-
nies ou de leur négligence ou de leur incrédulité à cet égard; mais n'est-il pas bien malheureux pour une jeune personne qui n'est
pas maîtresse de ses actions, et qui peut-être
a remarqué le changement de son œil artificiel et de ses paupières, d'être défigurée
pour le reste de ses jours par l'économie
déplacée de ses parens. Quelle obligation
peut-elle avoir à ceux qui, par une tendresse
mal entendue, se sont occupés de pallier dès
sa plus tendre enfance une cicatrice, alors
indifférente à son amour-propre, et qui, en
lui faisant porter trop long-temps le même
œil artificiel dégradé, l'ont mise aujourd'hui
dans l'impossibilité d'en continuer l'usage,
aujourd'hui que la société la réclame, et
pourroit être encore embellie par elle.

C'est une chose affligeante et malheureusement trop commune, non qu'il y ait le
moindre danger à placer l'œil artificiel aux

enfans les plus jeunes, mais parce que ce sur-
croît de dépense devenant quelquefois trop
onéreux, on ne le renouvelle pas assez souvent. Eh pourquoi lorsqu'un émail est dépoli, s'obstiner à l'introduire sous les paupières?
Brisez-le, rejetez-le loin de vous et con-
servez par ce sacrifice la facilité d'en pouvoir user un jour où la fortune vous sera
moins contraire. Ne fatiguez pas des paupières si délicates; ne craignez pas que sa place
sous les paupières ne se remplisse, si vous
cessez un jour de l'y introduire, c'est une
grande erreur : vous pouvez sans aucune
crainte en suspendre, quitter de nouveau,
et reprendre l'usage; mais si vous persévérez
trop long-temps dans l'abus des émaux dépolis, le mal pourra devenir sans remède,
et non seulement vous n'auriez plus l'espoir
de cacher votre difformité, mais encore peut-
être arrivera-t-il que les paupières trop fatiguées, et tenues continuellement ouvertes
par le gonflement extrême de leur conjonctive, laisseront à découvert le bulbe de l'œil
enflammé, difformité qui défigure bien
autrement que l'absence de l'œil artificiel.

Que d'observations il me seroit facile de citer à l'appui de cette assertion, si en rapportant les noms de quelques personnes insouciantes et ceux d'artisans maladroits (car leurs travaux ont les mêmes résultats); si, dis-je, je pouvois éviter le reproche d'indiscrétion, et un peu plus, non de confiance de ceux qui me consultent, mais d'exactitude à suivre mes conseils. Peut-être hasarderois-je de tracer le tableau de tant de jeunes infortunées auxquelles il eût certainement mieux valu ne jamais présenter un œil artificiel, que de leur en donner d'aussi grossièrement traités ou d'aussi dépolis; mais non : cette tendre mère à laquelle j'ai fait toutes ces confidences, que j'ai bien prévenue contre tous les dangers des émaux usés, qui s'est même un peu fâchée de ce que ma prudence paroissoit douter de la sienne; qui ne pouvoit concevoir que j'osasse répéter deux fois une chose si intéressante pour sa chère petite, n'en a pas été plus sage. S'il n'est pas impossible de lui mettre un œil artificiel, disoit-elle, sans lui faire éprouver la moindre douleur, qu'on se hâte de voiler une cicatrice avec laquelle je ne puis prendre sur moi de la montrer en public. Quoi! ajoutoit-elle encore, je serois retenue par des soins aussi légers, quand je suis prête à faire les plus grands sacrifices ! je veux renouveler ses émaux tous les trois mois au plus, une trop grande prudence ne sauroit être déplacée ; le raisonnement le plus simple en explique la cause. Douter un instant de mon exactitude, c'est accuser le cœur d'une mère, c'est méconnoître ses sentimens les plus chers, etc. Qui pourroit, après de si belles assurances, ne pas être tranquillé sur le sort de la jeune personne. Cependant il y a long-temps que la maman satisfaite a laissé passer ces trois mois convenus : six autres s'écoulent encore, et l'enthousiasme avec eux. L'habitude, cette divinité qui, comme je l'ai déjà dit, regarde sans voir, et souvent même oublie de regarder, ne s'aperçoit pas que l'œil artificiel est repoussé hors des paupières par l'épaississement de leur membrane interne, qu'une châssie trop abondante en obscurcit la surface, que la paupière inférieure forme un pli très-pro-

noncé à sa base , que la supérieure laisse
à découvert trop de blanc, ne pouvant plus
recouvrir ce corps sans éclat, rude , et....
mais un jour arrive où la malheureuse enfant et sa gouvernante ne peuvent plus introduire cette espèce de caillou brut sous
des paupières ainsi maltraitées ; et la mère
accourt empressée , après dix – huit mois
révolus , demander à l'oculiste un remède
à ce désordre. Nous allons voir comment il
est quelquefois possible de le faire cesser.

CHAPITRE XXII.

Moyens de réparer quelques accidens produits par l'usage trop long-temps prolongé du même Œil artificiel dépoli.

Il faut cesser de vouloir faire entrer sous les paupières tout émail dépoli. Ce n'est plus un œil artificiel, mais un corps étranger qui n'en a plus que la forme, dont les aspérités , la surface terne et corrodée , n'imitent plus la transparence de l'œil naturel , et ne peuvent que nuire aux parties qui le reçoivent. On doit être en garde contre l'avis d'ignorans qui veulent le retenir sous les paupières au moyen d'une forte compresse recouverte d'un bandeau. Au lieu de lui faire prendre sa place , comme ils le disent, il n'en est que plutôt repoussé par les chairs qu'il fatigue : c'est aggraver le mal en voulant y remédier.

Je conseille , au contraire, de suspendre l'usage de tout œil artificiel pendant quinze à vingt jours ; de souvent bassiner les paupières avec de l'eau de guimauve; de baigner soir et matin la cavité orbitaire avec ce même collyre, dans un vase à cet usage, bassin oculaire, ou baignoire pour les yeux, qui doit être de préférence en cristal ou de porcelaine ; et que les marchands nomment improprement œillère. *Voy*. fig. 20. Il ne faut recouvrir les paupières d'aucun bandeau et les laisser à l'air libre la nuit et le jour.

Nous avons dit plus haut que les paupières, sous lesquelles il n'avoit jamais été introduit d'yeux artificiels, avoient beaucoup de peine à s'ouvrir, et souvent même ne répondoient pas à la volonté qui faisoit relever la paupière supérieure de l'œil sain. Ici c'est le contraire ; quand elles ont été fatiguées par un œil artificiel ou mal fait , ce qui n'est pas rare , ou trop usé , elles restent ouvertes ; et la paupière supérieure ne répond même que très-difficilement aux efforts que l'on fait pour la baisser.

Quand l'extrême inflammation est disparue , on introduit un œil aussi petit et

avec les mêmes attentions qu'aux temps ou
le malade en fit l'essai pour la première fois.
Cet émail doit poser, non sur le tarse ou
l'épaississement de la paupière inférieure
encore un peu gonflée , mais dans le pli
à peine visible de la conjonctive , de manière à permettre à la paupière supérieure
de se fermer facilement par-dessus lors du
cillement. Enfin , il doit se trouver placé
au fond de la cavité orbitaire , et s'y tenir
sans crispation des paupières. Pour obtenir
ces résultats , il ne doit pas avoir quelquefois plus de trois lignes de longueur sur
deux de largeur. On le porte au moins un
mois ; on le retire tous les soirs ; on baigne
souvent la place qu'il occupe dans un collyre simplement composé d'une eau pure
et clarifiée , ni trop froide , ni tiède ; car
alors il est besoin de rendre un peu de ton
aux parties , et combattre ainsi la légère
atonie que les lotions d'eau de guimauve
ont produite. Le malade doit avoir la patience de ne pas regarder cet émail comme
une imitation de la nature , mais comme
le seul, ou du moins comme le plus simple

des moyens curatifs que je connoisse. La conjonctive n'étant plus froissée se dégonfle peu à peu, et reprend sa place naturelle. Le petit émail s'enfonce encore davantage sous les paupières, il y est presque invisible et se perd en quelque sorte dans cette cavité, qui devient heureusement de jour en jour plus spacieuse. C'est alors, et ce n'est souvent qu'après un mois d'attentions, de soins, qu'on peut le remplacer par un œil artificiel qui se rapproche davantage de la dimension naturelle. Mais ce mois, qui sans doute a paru bien long à l'amour-propre du malade, ne suffit pas toujours pour faire disparoître les excroissances charnues qui, parfois, tapissent la cavité orbitaire. Il faut, dans ce cas, choisir ou exécuter un émail, dans les bords duquel soient pratiquées autant d'échancrures qu'il se trouve d'excroissances sur lesquelles ces bords de l'émail pourroient appuyer. *Voy.* figures 21, 22 et 23.

Ces excroissances, ainsi logées, n'éprouvent aucune pression qui les fatigue, aucun froissement qui les irrite, qui attire sur elles une trop grande abondance de vie, si je puis m'exprimer ainsi, elles s'affoiblissent peu à peu, languissent quelque temps et disparoissent enfin sans autre opération.

Il faut que la vérité de ce fait m'ait été souvent démontrée par l'expérience pour que j'ose l'affirmer. Je ne l'aurois certes jamais deviné. Qui pouvoit, en effet, donner le moindre soupçon que des échancrures, pratiquées dans les bords d'un œil artificiel, afin d'y loger des excroissances charnues, et faire cesser le frottement qui leur donna naissance, auroit pour résultat heureux de les détruire.

Je n'ai que trop souvent eu l'occasion de remarquer leur opiniâtreté à renaître sous les instrumens tranchans ou corrosifs des opérateurs. C'étoit autrefois une méthode généralement pratiquée. On coupoit, brûloit, recoupoit, cautérisoit de nouveau ces chairs rebelles, et qui repoussoient sans cesse, comme ces polypes d'eau douce, petits vers en forme de volant, qui, logés sur la feuille de la lentille de marais, réalisent, sous l'instrument tranchant de l'observateur, la fable de l'hydre aux têtes renaissantes.

Je ne veux pas dire que l'action de couper ou brûler ces excroissances charnues les fît renaître, mais comme on n'essayoit de les détruire que pour replacer de suite un œil artificiel très-gros sous les paupières à peine cicatrisées, on voyoit bientôt se renouveler des désordres dont on ne détruisoit pas la cause.

Nous procédons aujourd'hui bien différemment : nous supprimons cette cause, nous ménageons aux excroissances une place dans laquelle elles puissent être étrangères aux légers frottemens de nos yeux artificiels. Alors on en peut faire usage avec elles et malgré elles, sans qu'il soit besoin de recourir aux opérations douloureuses de la chirurgie.

Il faut l'avouer, ce n'est pas toujours une chose bien aisée que de loger ainsi les petits mamelons de chair dans les échancrures faites aux bords de l'émail. Les formes bizarres qu'on est parfois obligé de lui donner pour eux, ne se présentent pas tout de suite à la sagacité de l'oculiste, et quelquefois ne sont pas pour l'artiste le plus habile d'une exécution facile et même possible. *Voyez* les figures 21, 22 et 23.

C'est à son expérience de ces sortes d'ac- cidens, à sa patience, à ses essais souvent répétés, à cette réunion de connoissances, qui ne doivent pas être étrangères les unes aux autres, que l'artiste oculiste devra l'avan- tage de triompher d'aussi grandes difficultés. C'est alors qu'il rendra un véritable service, qu'il préservera son malade de ces rescisions cruelles ou de cautérisations infructueuses, et rétablira l'organe affecté sans lui faire éprouver la plus légère douleur.

CHAPITRE XXIII.

L'Œil artificiel ne peut nuire à la vision de l'œil naturel.

Je n'ai jamais entendu faire , à l'usage des yeux artificiels , le reproche d'être nuisibles à l'œil sain , auprès duquel ils sont placés. Quelques personnes qui n'en avoient jamais porté m'ont seulement exprimé cette crainte. C'est pour tranquilliser celles qui pourroient concevoir la même inquiétude , que je vais rapporter les faits suivans.

Il faut convenir avant tout que si l'usage de l'œil d'émail avoit le moindre inconvénient, que s'il pouvoit être par la suite de la plus légère fatigue pour l'organe voisin , tous les auteurs qui ont écrit sur la science de conserver à notre vue ses qualités , de guérir les maladies qui en affectent les organes , ou enfin , de réparer les accidens auxquels il sont exposés, se seroient bien gardés de conseiller ce moyen d'en corriger les difformités ; ils n'auroient pas omis, au contraire , de s'élever contre un pareil procédé, s'il avoit eu le défaut de faire renaître le moindre des maux que leurs talens auroient déjà guéris ; mais tous , ou presque tous , ont présenté ce moyen comme le seul qui puisse cacher avec avantage les cicatrices de l'œil.

Ce qui surtout est digne de quelque attention et fait le meilleur éloge de notre méthode perfectionnée, c'est que les auteurs en ont d'autant plus parlé qu'elle a été mieux connue. Ainsi quelques anciens médecins ont indiqué à leurs malades la dernière ressource que peut offrir l'œil artificiel ; mais aujourd'hui ce n'est pas quelques écrivains seulement, ce sont tous les auteurs , tous les professeurs qui non seulement l'indiquent, mais en font l'éloge et y consacrent quelques feuilles de leurs profonds ouvrages. Les Tenou , Boyer , Richerand , Scarpa , de Winzel , etc. , vont même jusqu'à rapporter tous les cas où l'on peut y avoir recours, et décrivent la manière d'opérer pour conserver cette consolation , quand des symptômes cruels exigent l'évacuation des humeurs du globe oculaire.

M. le baron Boyer, qui certes ne peut être confondu dans la foule des écrivains ordinaires, parce qu'il n'écrit jamais que pour être utile à l'humanité, s'exprime ainsi dans son *Traité des maladies chirurgicales, tome 5.ᵉ pages* 617 *et* 618. « Lorsque » l'œil artificiel est bien fait, la difformité » est à peine visible. Lorsque le globe de » l'œil n'a pas été détruit complètement, » et qu'il reste un moignon, celui-ci com- » munique à l'œil artificiel des mouvemens » quelquefois tellement en harmonie avec » ceux de l'autre œil, que l'illusion est com- » plète ».

« Les grandes plaies de la sclérotique, en » donnant issue aux humeurs de l'œil, le » réduisent à un simple moignon membra- » neux, auquel les muscles conservent leur » attache. Nul pour la vision, ce moignon » peut supporter l'œil artificiel, par lequel » on corrige la difformité » (Richerand, No- sographie chirurgicale, tome 2.ᵉ page 111).

Le médecin-oculiste de Winzel va plus

loin dans son Dictionnaire ophthalmolo-
gique, tome 2.ᵉ page 190. Il ajoute : « Les
» yeux d'émail, que l'on met sous les pau-
» pières, imitent l'œil naturel, tant pour la
» forme que pour le mouvement. On doit
» être rassuré par rapport à leur usage, ils
» n'occasionnent aucune maladie à l'autre
» œil, comme cataracte, goutte sereine, etc.
» Le fait n'a jamais été observé. S'il est sur-
» venu, il dépendoit sûrement de la mau-
» vaise disposition de l'organe, et nulle-
» ment de l'usage de l'instrument ».

Cet usage peut être prolongé toute la vie,
la vieillesse même n'y peut apporter d'obstacle, et les paupières, quand l'émail est
bien fait pour elles, ne se montrent pas
plus susceptibles d'en être fatiguées dans un
temps que dans l'autre. En voici un exemple :

Huitième Observation.

Madame V.ʳᵉ G...ˢ, demeurant au Marais, à Paris, porte des yeux artificiels en
émail depuis quarante ans au moins, et est
âgée de plus de soixante-dix. Ses paupières
en

en sont si peu fatiguées, et ses émaux imitent les couleurs et les mouvemens de l'œil
avec tant de vérité, qu'il faut être prévenu
et l'observer attentivement pour s'en apercevoir. C'est un fait à la connoissance de
M. le baron Percy, membre de l'académie
des sciences, section de médecine et de chirurgie. J'ai choisi de préférence cet exemple
entre mille, parce que cette dame n'est pas
dans l'opulence, et qu'elle n'a pu apporter
dans l'usage de l'œil artificiel d'autres attentions, que d'en changer régulièrement tous
les six à huit mois ; ce qui lui a suffi avec les
soins ordinaires de propreté, pour conserver
à ses paupières toutes leurs facultés.

S'il n'étoit pas bien constant que l'usage de
l'œil artificiel ne peut être nuisible en suivant
notre méthode, verrions-nous aussi souvent
des habitans de l'Allemagne, de l'Angleterre,
de la Hollande, de la Russie même, quitter
leurs foyers pour venir à Paris obtenir les résultats d'une industrie qui leur est étrangère ?
Je ne veux pas dire qu'on n'a jamais fait ou
qu'on ne fait pas des yeux artificiels dans ces
pays ; mais bien que leurs habitans connois-

sent notre supériorité en ce genre comme en tant d'autres. Il paroît même que cette supériorité, suivant l'état de cet art, est très-ancienne. *Voyez* la dissertation de Mauchart à la fin de ce volume.

Je serois au désespoir qu'on pût m'accuser de vouloir trop prouver, mais je dois à la vérité de dire que beaucoup de personnes attribuent à l'usage de l'œil artificiel, de notre composition, des effets salutaires, qui ajoutent encore à sa qualité de ne pas être nuisible.

1°. Les unes ne peuvent endurer le grand jour sans éprouver dans l'œil sain des pulsations douloureuses, qui les obligent de recouvrir l'œil perdu avec la main ou un bandeau très-épais. L'application de l'œil artificiel les dispense de ce soin, en leur donnant la faculté de regarder la lumière sans aucune impression fatigante.

2.° Les autres ne sauroient suspendre l'usage de l'œil artificiel sans éprouver des douleurs de tête qui ne cèdent qu'à la reprise de cet usage.

3.° D'autres enfin qui se plaignoient d'un

engourdissement sourd dans l'œil sain, d'un affoiblissement très-sensible de la vue, qui redoutoient même une cécité complète, lui attribuent la cessation de ces symptômes affligeans.

J'explique le bien-être qu'il produit dans ces deux derniers cas, par le rétablissement de la circulation des fluides destinés à lubréfier le globe de l'œil et à leur absorption. L'émail, ainsi que nous avons déjà eu l'occasion de le dire, attire à lui par ses mouvemens combinés avec ceux des paupières, et reçoit dans sa cavité les fluides surabondans : alors les glandes, chargées de les élaborer, de les filtrer, continuellement vidées, en sécrètent de nouveaux, qui, sur-le-champ absorbés, sont remplacés par d'autres qui ne séjournent pas plus long-temps. Mais lorsqu'ils ne sont pas journellement enlevés par l'œil artificiel, ils engorgent les vaisseaux et prennent un caractère morbifique.

L'observation qui va suivre a rapport au premier de ces trois cas.

9*

Neuvième Observation.

Le quinze août 1815 , M. le chevalier L. H.....nn. de Lubeck , capitaine dans la légion anséatique , vint me consulter : il avoit perdu la vue de l'œil gauche à la suite d'un léger coup de sabre , dont la pointe n'avoit fait qu'effleurer la cornée. Il éprouvoit de vives douleurs quand il se présentoit au grand jour sans bandeau. Cette extrême sensibilité lui faisoit espérer qu'un habile oculiste trouveroit le moyen de lui rendre la vue. La cornée avoit été enlevée presque totalement par l'arme tranchante , l'humeur aqueuse s'étoit épanchée, un lambeau de la cornée s'étoit reployé sur une partie de l'iris désorganisée. Lors de la *cicatrisation* , la sclérotique se rapprochant du centre, et fermant la plaie, avoit presque recouvert les débris d'iris et de cornée rentrés dans le globe, de manière cependant à laisser apercevoir au travers de la conjonctive oculaire une légère teinte bleuâtre, due sans doute à cette portion d'iris qui, dans l'œil sain , est d'un bleu très-vif : du reste, aucune apparence de pupille , rien qui pût donner la plus légère espérance de vision. Mais pourquoi, disoit le malade , l'air , le jour, la lumière un peu vive font-ils éprouver à cet organe une sensation douloureuse, qui fatigue et trouble même les facultés de l'œil sain. M. de Winzel , qu'il visita , ne fit que confirmer mes fâcheux pronostics , et lui conseilla l'usage de l'œil artificiel. L'application en fut un peu difficile à cause de la grosseur du globe , mais cet officier distingué doit à ce moyen de pouvoir continuer , sans bandeau et sans douleur , même à la plus grande lumière , le service militaire le plus actif.

Ce qui prouve que les heureux effets de l'œil artificiel, sur les glandes de Meïbomius et lacrymales, sont dus à sa qualité d'en rétablir les sécrétions et d'en recueillir tous les jours la surabondance, c'est que lors de la lésion de ces organes à la suite d'un usage trop prolongé d'émaux mal faits ou trop dépolis, ce n'est pas un moyen curatif toujours efficace que de supprimer tout-à-

fait l'application de l'œil artificiel. En effet ,
si, long-temps après cette résolution d'en cesser l'usage, qui ne paroissoit plus praticable,
on examine la cavité orbitaire, on trouvera
l'inflammation cessée, à la vérité ; mais les
excroissances , les fungosités , l'épaississement de la conjonctive seront encore les
mêmes.

L'observation suivante va nous en donner
la preuve.

Dixième Observation.

En 1814, lors de la rentrée de S. M. Louis
XVIII en France, Mlle. de L*** de C***
vint d'Angleterre qu'elle n'avoit pas quit-
tée depuis l'émigration. Des émaux épais ,
lourds et mal fabriqués , les seuls dont elle
put se pourvoir à Londres , fatiguoient tellement ses paupières, qu'elle y avoit tout-
à-fait renoncé depuis plus d'un an. A son
arrivée à Paris, elle vint de suite chez moi.
Elle regrettoit les yeux artificiels auxquels
mon parent l'avoit habituée avant la révo-
lution : elle désespéroit de ne plus pouvoir

en faire usage, à cause des excroissances qui remplissoient l'orbite : cependant elle vouloit que je fisse quelques essais pour la guérir, par ce moyen, de maux de tête qui ne la quittoient pas du jour où elle avoit suspendu tout usage d'yeux artificiels. Je trouvai la conjonctive sans inflammation, il est vrai, mais encore très-gonflée, et deux excroissances qui se seroient long - temps opposées à l'introduction de l'émail, si je n'eusse employé le traitement décrit au chapitre qui précède. Trois mois plus tard, toute la cavité orbitaire étoit redevenue dans son état presque naturel. Plus de gonflement, plus d'excroissances ; les maux de tête avoient cessé dès le huitième jour. L'œil artificiel n'est que de très-peu plus petit que l'œil sain ; il en imite les mouvemens avec facilité et produit l'illusion la plus complète.

Il faut l'avouer cependant, cette espèce de cure ne se fait pas toujours avec autant de bonheur. Le plus souvent l'intérieur de l'orbite, trop long-temps fatigué par des yeux artificiels mal faits ou dépolis, est entièrement rempli par le gonflement de la conjonctive oculaire et palpébrale , et ne peut plus, quelque soin qu'on y apporte , reprendre son état naturel. Il faut bien alors n'introduire qu'un œil artificiel très-petit , et dont le volume contraste désagréablement avec l'œil sain. Très-souvent même l'abus de ces yeux artificiels dépolis a tellement fatigué l'organe, qu'on doit renoncer pour toujours à pouvoir en cacher la difformité autrement que par des lunettes : je connois quelques jeunes gens dans ce cas. Ils en accusent avec raison l'ignorance de leur oculiste ou la parcimonie de leurs parens.

CHAPITRE XXIV.

*Moyen de correspondance entre l'oculiste
et le malade.*

Je crois avoir démontré jusques à l'évidence combien étoient fondés les préjugés élevés autrefois contre l'usage de l'œil artificiel, et combien il seroit injuste de les conserver aujourd'hui , que la perfection et la simplicité de notre méthode ont rendu cet usage si facile et si peu dangereux. Notre procédé tire ses premiers avantages du choix des émaux les plus parfaits , de l'attention scrupuleuse de n'en introduire jamais dans la cavité orbitaire , que les paupières ne puissent facilement recouvrir, de leur renouvellement tous les quatre à six mois, ou, pour mieux dire , aussitôt qu'ils sont dépolis; enfin, j'ai expliqué à quoi il falloit attribuer les mouvemens de ces émaux répondant à ceux de l'œil naturel , les causes qui les empêchent de blesser les organes

environnans , d'être nuisibles à la vue de
l'œil sain ; et celles , au contraire , qui ,
dans certains cas , les rendent salutaires. Je
dois indiquer à présent les moyens de faire
profiter de ces avantages les personnes les
plus éloignées de la capitale. J'ai dit, et j'ai
prouvé par des faits , que la perfection moderne de l'œil artificiel en émail est due aux
talens réunis de l'artiste et dé l'oculiste, et
même du chimiste , puisque la pureté , la
finesse des émaux en est un des principes.
J'ai si souvent répété que le plus grand
obstacle aux progrès de cet art tenoit
à l'ancienne habitude des prétendus oculistes, qui plaçoient et vendoient des yeux
artificiels dont ils ne connoissoient pas la
composition , qu'ils n'étoient pas en état
d'exécuter, dont ils ne pouvoient soupçon-
ner les avantages et deviner les ressources ;
enfin , j'ai tellement insisté pour que le
malade et le médecin consulté s'adressassent
toujours directement à l'artiste oculiste ,
qu'on en pourroit conclure l'impossibilité
de porter l'œil artificiel sans le visiter : ce
seroit un erreur ; il est très-rare au con-

traire que cette visite soit absolument nécessaire.

Voici comme on procède ordinairement:
on lui fait parvenir une peinture exacte des
couleurs de l'iris de l'œil sain, on lui indique le côté de l'œil à remplacer , etc. Il
choisit dans sa collection six à huit yeux
artificiels de formes et de grandeurs différentes ; on les introduit sous les paupières
en commençant par le plus petit, ainsi que
nous l'avons décrit dans les chapitres XIII
et XIV. Quand on a trouvé celles de ces
pièces qui paroît se rapprocher le mieux
de la grandeur de l'œil naturel , on examine bien si elle a le défaut de loucher,
et , dans ce cas, on indique avec un trait
d'encre la place que devroit occuper l'iris
et la pupille, pour être au milieu juste des
paupières ouvertes et de leurs deux angles.

Quoique nous ayons dit précédemment qu'il n'y a pas à proprement parler
d'yeux artificiels gauche ou droit , parce
que le gauche étant retourné peut se placer à droite , il ne faut pas omettre dans
la correspondance d'indiquer le côté qui

doit recevoir l'œil artificiel ; en voici la raison : si cet œil artificiel se place trop sous la paupière inférieure, il faut en exécuter un nouveau, ayant plus de blanc, pour le maintenir sous cette paupière ; or, le blanc, ajouté à la partie inférieure d'un œil, qu'on croiroit devoir être placé à droite, seroit caché sous la paupière supérieure, étant placé à gauche, et se plongeroit bien davantage encore sous la paupière inférieure.

On fait connoître encore à l'oculiste celui des yeux artificiels envoyés qui paroît imiter, sans avoir égard à sa forme, les couleurs et l'état de l'œil naturel, sous le double rapport de la grandeur de l'iris et de la convexité de la cornée. Voilà des modèles qui lui suffisent pour exécuter, en s'y conformant, des yeux qui ordinairement s'adaptent avec facilité et d'une manière régulière.

Autrefois les collections en ce genre, dont les charlatans abusoient si impudemment, étoient d'émaux faits, non d'après la nature et des modèles déterminés, comme en ce cas, mais selon l'idée et le caprice de l'artiste ; tandis qu'aujourd'hui toute collec-

tion n'est plus formée que d'yeux artificiels
qui , exécutés d'après les modèles et les
couleurs indiqués et pris sur la nature ,
se sont trouvés ou trop forts , ou trop petits , ou trop clairs , ou trop foncés , et
comme ces émaux ne sont ni coulés , ni
moulés , mais copiés , modelés et peints les
uns d'après les autres , au milieu d'un feu
ardent qui ne laisse pas le temps de se servir
d'aucune mesure ni de compas ; comme ce
n'est que pendant leur fusion qu'on peut
leur donner les couleurs et la forme convenables , et que refroidis il n'est plus possible d'y rien changer , on conçoit aisément
le besoin d'en exécuter six pour en trouver
(quoique tous bien exécutés) trois à quatre
possédant toutes les qualités nécessaires à
l'introduction facile , et à leur position régulière sous les paupières : ceux qui n'ont
pas toutes les qualités exigées pour convenir
à la personne , à l'intention de laquelle ils
ont été faits , pourront très-bien s'adapter
à une autre , et forment une collection qui
n'est jamais trop nombreuse. Les pièces
d'une pareille collection se nomment *yeux*

artificiels tout faits, et c'est parmi eux que les personnes peu aisées peuvent choisir sur les lieux, et trouver quelquefois des émaux approchant assez de l'œil naturel ; ils sont d'un prix de moitié moins élevé que les émaux faits d'après un modèle auquel ils se trouvent conformes, et qu'on appelle *yeux artificiels faits exprès*. Les émaux tout faits servent encore, comme nous venons d'en donner un exemple, à adresser pour essais aux personnes éloignées qui, n'en ayant pas encore fait usage, ne peuvent indiquer la forme et les couleurs qui leur conviennent. Enfin, ils servent, au nombre de quinze ou vingt, à composer la collection de beaucoup de médecins et d'oculistes étrangers qui, bien éloignés d'en faire une spéculation ridicule, ont l'humanité de s'en servir comme d'essais propres à faciliter, à préparer l'usage de l'œil artificiel, ainsi que nous allons bientôt en donner des exemples.

Si l'on habite une province, un empire tellement éloigné, que ces envois réitérés d'émaux, d'essais et de modèles ne soient pas facilement praticables, il faut avoir re-

cours au médecin, au chirurgien du lieu ,
qui, choisissant dans sa collection la pièce
la plus petite, l'introduit sous les paupières, procède comme aux chapitres 13 et 14,
jusqu'à ce qu'enfin , ayant bien préparé les
paupières à recevoir l'œil artificiel et la
forme exigée étant trouvée dans un de ses
émaux, on puisse adresser ce modèle et une
peinture exacte des couleurs de l'iris , à
l'artiste dont les travaux alors seront indubitablement convenables. C'est ainsi qu'en
agissent beaucoup de médecins étrangers ,
ou des extrémités du royaume, dont le désintéressement et la délicatesse vont jusqu'à
joindre à la correspondance de leur malade
avec l'oculiste, les observations qu'ils jugent
les plus nécessaires à préparer la perfection
des travaux de ce dernier ; ces observations
de l'art l'éclairent d'autant plus , qu'elles
sont faites en termes non équivoques.

Enfin, si l'on n'avoit aucun moyen , ce
qui est le plus ordinaire, de se procurer
de ces émaux d'essais, il faudroit avoir recours à une feuille de plomb laminé, très-
mince, à laquelle on donneroit la forme

d'une petite coquille dont les bords seroient arrondis et adoucis ; on en façonne plusieurs de grandeurs différentes, on introduit la plus petite la première, comme on en use envers les yeux artificiels en émail, mais on ne laisse ce plomb que très-peu de temps sous les paupières, et on a soin de le tremper dans du blanc d'œuf avant l'introduction. Quand on a trouvé la grandeur convenable, on indique avec la pointe d'un compas et juste au milieu, entre les paupières ouvertes, la place du grand cercle de l'iris et de la pupille. Ce modèle pour la forme, et les couleurs peintes séparement, suffisent pour indiquer celles que l'œil artificiel doit avoir ; que cette coquille soit de plomb ou de toute autre substance, il n'importe. J'indique le plomb comme étant la matière qui reçoit plus facilement la forme solide qu'on veut lui donner. J'en ai reçu d'argent, etc.

J'ai supposé jusqu'ici des personnes n'ayant jamais fait usage d'yeux artificiels. Si l'embarras venoit seulement de l'impossibilité où l'on se trouve quelquefois de se dessaisir

dessaisir du seul émail qu'on ait en sa possession, pour en donner un modèle, il suffiroit
d'en tirer l'empreinte en cire ou toute autre
matière. Quelques personnes le font mou-
ler en plâtre.

Onzième Observation.

Le douze août 1817, M. le docteur
Graëfe, conseiller privé du roi de Prusse,
chirurgien général de l'armée prussienne,
me fit remettre avec un émail, dont il possède une collection choisie, un modèle en
bois sculpté très-mince ; ce modèle étoit
pour la forme, et l'émail pour la couleur.
Depuis, il m'a envoyé un œil artificiel en
émail pour la forme, avec un œil peint pour
la couleur.

Quand l'artiste a fait exprès, d'après
de pareils modèles, des émaux convenables à une personne demeurant soit
à Paris, soit dans l'étranger ; il en écrit,
sur un registre alphabétique le nom véritable ou convenu ; il ajoute à ce nom
un numéro d'ordre qui répond au numéro

de la page d'un autre registre, sur laquelle il note à qui l'œil artificiel est destiné, pour quel côté, droit ou gauche, et enfin, toutes les observations qui lui ont été faites à ce sujet. Il reporte ce numéro sur une boîte destinée à contenir, avec l'œil peint sur vélin ou ivoire, le modèle pour la forme, et ce même numéro est encore placé sur la case où sont contenues dans son laboratoire les couleurs en émail, avec lesquelles il a fait ou fera les yeux artificiels de cette personne : de sorte que si elle lui demande des yeux nouveaux pour remplacer les anciens dépolis, il en cherche le nom à la table alphabétique, il y trouve le numéro d'ordre qui lui indique à la fois où sont les observations à suivre en les exécutant, les modèles d'après lesquels il faut les exécuter, et les couleurs ou émaux nécessaires à leur exécution. Cette attention et de tels soins ne contribuent pas peu à la perfection des résultats d'un art dont on négligeoit autrefois les premiers principes, et dont il faut ménager les plus petits détails.

CHAPITRE XXV.

Conseils généraux.

Si cet ouvrage n'avoit d'autre but que de faire connoître au public les effets et les avantages d'une méthode trop long-temps méconnue, ma tâche seroit ici remplie; mais je me suis proposé de donner des conseils aux jeunes médecins ou oculistes consultés à ce sujet, aussi bien qu'aux personnes forcées d'y avoir recours. Je vais achever de tracer la conduite que les uns et les autres doivent tenir dans la plupart des circonstances.

Le médecin et l'oculiste peuvent conserver, si je ne me trompe, toute la dignité de leur état, et posséder dans leur cabinet quelques yeux artificiels; mais ils doivent ne les considérer que comme une série d'instrumens destinés à préparer l'usage de l'œil artificiel , et pour servir de modèles. Il est si rare , si difficile de rencontrer un émail tout fait , exactement convenable pour la forme et pour la couleur, que cette observation ne peut paroître singulière qu'à l'homme peu craintif ou désireux de renouveler et d'imiter la conduite des anciens empiriques.

Le secret qu'exigent de l'oculiste, et que gardent toujours les personnes qui ont recours à ses soins, provient d'un sentiment d'amour-propre bien pardonnable, et qu'on ne sauroit trop respecter. Ce sentiment les fait rougir d'une infirmité sur laquelle se débitent des plaisanteries toujours aussi cruelles qu'irréfléchies et déplacées. La crainte de s'y exposer est souvent telle, qu'elle les empêche de se confier à personne : elle en a contraint quelques-unes à porter pendant trop long-temps le même œil artificiel, et ce qu'on redoutoit de montrer à un homme de l'art discret par état, ce qu'enfin on espéroit dérober à la connoissance des indiscrets, devenoit alors visible pour tout le monde. Nous devons donc mettre au rang de nos devoirs la discrétion la plus sévère ; l'amour de notre état doit l'emporter sur la petite vanité de nommer les personnes distinguées dont la confiance pourroit influencer et nous mériter celle des autres. Si le désir de satisfaire en ce point ceux que nous traitons ne suffit point pour nous faire garder le secret, notre propre intérêt doit nous y contraindre. Le but de notre art est de cacher les difformités de l'œil humain; il y parvient souvent au point de produire une illusion complète : n'est-ce pas détruire cette illusion que de la faire remarquer? On a vécu long-temps avec une personne sans jamais s'être aperçu qu'elle portoit un œil artificiel; à peine en est-on instruit, qu'on admire la ressemblance entre la nature et le produit de l'art. Mais bientôt un examen plus scrupuleux fait reconnoître quelques petites différences, et l'on finit par être surpris d'avoir été si long-temps la dupe d'une disparité si visible. Cela produit à peu près l'effet d'une énigme qui nous semble de la dernière obscurité tant que nous en ignorons le mot, et dont le sens nous paroît si clair quand nous le connoissons.

Le peu de durée de l'œil artificiel ne

laisse pas que d'en augmenter la valeur. Cette valeur pourroit en interdire l'usage à beaucoup de personnes, si on avait l'inhumanité d'exiger de toutes le même prix de ses soins. On doit se prêter aux facultés de chacunes d'elles, et se faire un devoir de donner le résultat de ses travaux aux malheureux qui ne peuvent, ni s'en passer, ni payer. Il faut suivre l'exemple de ces célèbres amis de l'humanité, qui déposent dans la chaumière du pauvre le prix des soins donnés aux riches. Je pourrois citer quelques-uns de ces noms respectables, si je ne craignois d'offenser leur modestie. En agissant ainsi, on sera peut-être dupe de son bon cœur; car s'il est des hommes qui affichent une opulence mensongère, il en est d'autres qui s'étudient à dissimuler leur fortune; mais il vaut encore mieux faire le sacrifice d'un juste tribut en faveur d'un faux indigent, que de refuser ses soins au soldat qui, par eux, sert encore sa patrie, au père de famille qui, sans eux, perdroit son emploi, aux serviteurs fidèles qui leur doivent leurs places, et tant d'ouvriers leurs travaux.

Quand on lit un traité qui rapporte de suite les différens cas où un procédé peut devenir dangereux, et qui décrit avec exactitude tous les soins à apporter dans toutes les circonstances possibles pour le rendre avantageux, on est toujours porté à croire que ces soins sont trop multipliés, et que le procédé est presque inpraticable. Cette idée pourroit venir ici à quiconque ne réfléchiroit pas que nous avons insisté sur les faits particuliers, très-rares, mais exigeant une attention raisonnée, et simplement indiqué les choses faciles. Si notre but eût été de faire l'éloge de notre art, nous eussions suivi une marche bien différente. Ici au contraire, nous avons voulu éclairer sur toutes les circonstances où l'application de l'œil artificiel pourroit paroître embarrassante. Mais ces suppositions ainsi rapprochées, notre fidélité à ne rien omettre sur ce point ; les détails dans lesquels notre sujet nous forçoit d'entrer, ne doivent point faire oublier que notre méthode se partage en deux grandes divisions.

La première renferme tous les préceptes et observations qui ont rapport à l'application de l'œil artificiel et ne regarde que l'oculiste. La seconde traite des soins qu'il faut apporter dans son usage. Dans la première, nous ne pouvions trop multiplier les observations; et tous les conseils de la seconde se bornent à ce peu de mots : *n'introduire sous les paupières qu'un œil artificiel facilement recouvert par elles ; l'ôter tous les soirs pour le laver; baigner soir et matin les parties qui le recoivent, et enfin , le renouveler aussitôt qu'il est dépoli;* l'observation la plus scrupuleuse de ces préceptes n'a rien de difficile.

Il est des personnes minutieuses pour qui les choses les plus simples sont des affaires, et qui mettent de l'importance aux plus petites occupations. Les unes, au lieu de laver leur émail, et de bassiner leurs paupières avec de l'eau simple, et à une température modérée, ne se servent que d'eau chaude; d'autres d'une eau de puits très-froide. L'emploi des collyres doit être toujours raisonné. Il faut user des astringens, de l'eau très-froide, des alcools, etc. quand l'atonie, la débilité, le relâchement des parties l'exigent. Quand ily a inflammation, au contraire, ce sont des collyres émolliens dont il faut faire usage, tels que la guimauve, l'eau chaude, etc.

Il en est encore qui croyent devoir apporter dans le choix de leurs émaux d'autres soins que ceux indiqués dans le cours de cet ouvrage. Peu leur importe que l'œil artificiel se place commodément sous les paupières, que mu par le moignon et la conjonctive il imite les couleurs de l'iris, de la sclérotique, et les mouvemens d'un œil naturel ; il faudroit encore qu'il en eût la grosseur , et comment ces personnes jugent-elles de de la différence qui existe entre le produit de l'art et le chef-dœuvre de la nature ? Placées devant leur glace, elles y regardent attentivement l'émail, et pour mieux en saisir les défauts, elles condamnent les paupières de l'œil sain à rester quelques minutes sans remuer ; c'est alors qu'elles trouvent un grande disparate entre l'un et l'autre. En effet, les paupières, tenues trop long-temps ouvertes, s'ouvrent encore, et laissent voir dans cette espèce de contraction une bien plus grande portion de sclérotique que dans le regard ordinaire. Dans le regard ordinaire et droit,

la paupière inférieure est presque toujours
à fleur du grand cercle de l'iris, et la paupière supérieure recouvre un cinquième
de la cornée. Dans les yeux extrêmement saillans, la paupière inférieure laisse apercevoir plus ou moins de sclérotiques, entre elle
et le grand cercle de l'iris, tandis que la paupière supérieure touche à peine à la cornée.
Ces yeux naturels trop saillans sont rarement
une beauté, et très-souvent une difformité.
Dans le regard fixe, la paupière se relève
en découvrant la sclérotique, et c'est exiger
de l'œil artificiel un défaut, que de vouloir
lui trouver de la ressemblance à l'œil naturel. Dans cet état extraordinaire, l'émail
le plus convenable aux paupières sera toujours jugé trop petit; l'émail, assez bombé
pour offrir la même apparence de sclérotique, (les paupières étant trop ouvertes) sera
très-difficilement recouvert par elles et n'imi-
tera que très-peu les mouvemens de l'œil.
C'est une grande erreur que de comparer
sans cesse le volume de notre œil artificiel
et celui du globe de l'œil. Est-ce que cette
dimension est à notre volonté! N'est-elle
pas au contraire fixée par l'intérieur de l'or-

bite? La cavité orbitaire une fois remplie, que faire ? Peut-on y placer un émail aussi volumineux que l'œil sain, quand il n'y a place que pour moitié? et si nous faisons attention qu'il doit être à l'aise, ne sommes-nous pas heureux qu'il imite à peu près l'œil naturel, seulement dans le regard ordinaire?

En général, la personne qui porte l'œil artificiel ne peut juger sainement de son effet sous les paupières : c'est un ami dans la confidence ou l'oculiste lui-même, non en faisant tenir la tête fixe et le regard droit, ou la tête droite et le regard fixe, ou encore en disant à la personne : Voyons, regardez-moi..... C'est en causant avec elle, c'est en la priant de ne pas se contraindre, qu'il faut comparer l'œil naturel et ce corps étranger, dont les mouvemens alors sont libres, dont la position n'est pas momentanée, ni l'effet suspendu. Ceux qui font usage d'yeux artificiels, peuvent-ils en apercevoir tous les mouvemens sous les paupières? Non assurément; car l'œil gauche voulant juger la position d'un émail placé à droite, se jette à droite: ne laisse voir que peu de sclérotique du côté du nez, en découvre beaucoup dans l'angle externe, et l'émail qui suit la même impulsion, qui se jette aussi à droite, en offre beaucoup plus du côté du nez que dans l'angle externe. Si c'est l'œil droit qui veut connoître l'effet d'un œil artificiel placé à gauche, il se jette à gauche, laisse voir plus de sclérotique dans l'angle externe que dans l'angle interne; tandis que l'œil artificiel au contraire, incliné vers la tempe, en laisse apercevoir beaucoup dans l'angle du nez et très-peu dans l'angle externe. Si, pour juger des mouvemens de l'œil artificiel, l'œil sain va de droite à gauche et de gauche à droite, il est clair qu'il ne verra pas, en regardant à droite, si l'émail placé à gauche a suivi son mouvement. Quand sa position sera régulière, il croira le voir loucher, à moins qu'une grande habitude ne l'ait familiarisé avec ces effets. Il faut donc, dans le choix des yeux artificiels, ne pas oublier que si nos yeux regardent à gauche, l'œil droit doit être incliné vers l'angle interne et l'œil gauche vers l'angle externe; et que, si notre regard se fixe à droite, l'œil gauche regarde le nez et l'œil droit la tempe

Il est des artistes qui, dans l'imitation

des couleurs de l'œil humain , il est des personnes qui, dans le choix des couleurs des yeux artificiels, s'attachent surtout aux détails des rayons de l'iris. Ils ne réfléchissent pas que, vu de près , l'œil artificiel qui paroît le mieux imiter la nature peut bien être très-imparfait, vu à une distance moins rapprochée. Ce ne sont ni les petits traits, ni le nombre des rayons de l'iris, qu'il faut compter, mais la teinte générale de ses couleurs , qu'il faut rendre. On ne doit juger de l'imitation de l'œil qu'à la distance qu'observent entre elles deux personnes qui se parlent. Si vous approchez davantage , vous interceptez les rayons lumineux , la lumière joue différemment entre la cornée et l'humeur aqueuse. Les couleurs de l'iris en sont modifiées au point de vous faire trouver parfaite celle d'un œil d'émail très-défectueux sous ce rapport, mais vu d'un peu plus loin. Quelque bien rendues que soient les couleurs de l'iris d'un œil artificiel, si elles ne sont pas recouvertes par une portion de cristal égale à l'épaisseur de la cornée, et de l'humeur aqueuse qui recouvre l'iris de l'œil naturel, l'effet en sera toujours nul à une certaine distance ; mais, je dois le dire, la ressemblance extrême des couleurs est d'un bien foible intérêt, et n'est pas aussi nécessaire à l'illusion qu'on est porté à le croire. C'est la teinte plus ou moins bilieuse de la sclérotique, c'est le nombre plus ou moins grand des vaisseaux sanguins de la conjonctive, mais surtout la forme de l'émail qui est indispensable. C'est de la forme que provient le mouvement de l'œil artificiel. Si elle est telle qu'il puisse remuer sans cesse, si, pendant que les paupières s'abaissent et se relèvent, il va de gauche à droite, de bas en haut, avec facilité, quel observateur pourra distinguer une légère différence entre les couleurs de l'émail et les couleurs détaillées de l'iris naturelle. L'illusion sera complète, ce qui ne veut pas dire qu'il faut pour cela une ressemblance parfaite. L'illusion sera pour toutes les personnes qui verront ou regarderont ; l'extrême ressemblance n'est que pour celles qui examinent de très-près, et peut très-bien ne produire aucune illusion.

Ce qui nuit encore à l'imitation exacte des couleurs de l'œil, c'est leur changement lors de l'extrême dilatation et contraction de la pupille. Leur différence dans ces deux états opposés est telle, qu'il faut souvent exécuter deux émaux représentant, l'un les couleurs de l'iris, la pupille contractée au grand jour ; l'autre la pupille très-dilatée à l'obscurité. Quand la pupille , exposée à une grande clarté, se contracte fortement pour s'opposer à la trop forte action des rayons lumineux sur la rétine , les couleurs de l'iris sont d'une teinte très-claire, comme une gaze de couleur bien tendue. Quand la pupille se dilate extrêmement dans l'obscurité, les couleurs de l'iris, très-rapprochées vers son grand cercle, paroissent beaucoup plus intenses, ainsi qu'une gaze de couleur paroît plus foncée étant ployée en plusieurs épaisseurs qu'étant bien tendue. Il est d'ailleurs naturel qu'une iris, au centre de laquelle il n'existe qu'une très-petite ouverture noire, paroisse plus claire que celle où la pupille est très-dilatée. Le soin de remplacer l'émail du jour par un œil artificiel plus foncé pour le soir, est une attention quelquefois indispensable pour

produire une illusion plus long-temps pro-
longée.

Les yeux artificiels les plus faciles à faire
et qui font le plus d'effet sous les paupières, sont ceux des personnes qui en
changent, qui les renouvellent le plus souvent. La conjonctive, au milieu de laquelle
ils se trouvent placés, n'étant jamais fati-
guée, reçoit volontiers des yeux un peu
plus forts ou un peu plus foibles, tandis
qu'il faut que l'émail soit juste de la forme
du précédent, si la conjonctive a été fati-
guée; or, cette excessive justesse de forme
est très-difficile à obtenir dans beaucoup
de cas et quelquefois même impossible. Cela
tient à la nature de ce travail qui ne permet
pas de prendre des mesures, et de s'y conformer avec exactitude.

Si les personnes qui font usage d'yeux
artificiels réfléchissent à l'impossibilité de
renouveler les émaux autre part qu'à Paris,
elles concevront la nécessité de s'en pourvoir de plusieurs lorsqu'elles voyagent.

FIN.

TABLE.

TABLE

Des Mots techniques employés dans cet ouvrage.

A.

ABCÉS DE L'OEIL. Collection de pus dans les chambres de l'œil. Ces abcès prennent des noms différens selon les parties qu'ils occupent : abcès du grand angle, *anchilops* ; abcès du cristallin, *hydatide* ; quand le pus occupe la chambre antérieure, *hypopion* ; s'il embarrasse les deux chambres, *empyesis* ; si le bas de la cornée ressemble à la racine des ongles, *unguis* ; enfin, il y a des abcès de l'orbite placés derrière ou à côté du globe de l'œil, etc. Pronostics toujours ou très-souvent funestes.

Albugo. Maladie qui présente l'aspect d'une tache opaque, épaisse, large, blanche et inhérente à la cornée. La vue est presque toujours perdue. L'albugo naissant est quelquefois curable. L'opération d'une pupille artificielle peut bien être tentée, mais ne réussit pas toujours.

Amaurose ou Goutte sereine. Les Allemands l'appellent *cataracte noire*. Cette maladie altère ou détruit complètement les facultés visuelles: c'est une paralysie souvent incurable; la pupille est alors fort noire, claire, dilatée, immobile. Le malade ne voit aucune différence entre le jour et la nuit. C'est une véritable cécité. Dans la *cataracte noire*, la pupille est aussi dilatée, mais mobile, terne, et le cristallin, quoique opaque, laisse parvenir quelques rayons lumineux au fond de l'œil et sur la rétine. L'opération de la cataracte, en déplaçant ou extrayant le cristallin, donne l'espoir de guérison. Voyez *Cataracte*.

Angles de l'œil. Les paupières représentent deux portions d'arc et forment deux angles dans leur jonction. On nomme *grand angle, canthus major*, ou *angle interne* celui qui regarde le nez, et *petit angle, canthus minor,* ou *angle externe* celui qui est vers les tempes.

Atrophie. C'est la consomption totale ou partielle du globe de l'œil; elle est naturelle ou accidentelle; naturelle, quand elle se manifeste à la suite de fièvres aiguës, malignes ou lentes, après les ophthalmies internes qui se terminent par la suppuration. Les dartres répercutées, les gales rentrées, les maladies vénériennes déterminent la fonte ou l'atrophie du globe. Les causes accidentelles de cette maladie sont les coups violens avec des corps contondans, les blessures de la sclérotique, les opérations de la cataracte sans succès, et enfin toute action qui donnera lieu à un écoulement trop considérable des humeurs de l'œil. Quand la vue est refusée à l'œil, l'atrophie du globe est à désirer pour faciliter l'introduction de l'œil artificiel. Voyez *Difformité*.

B.

Bandeau , bandages , bandes. L'habitude de couvrir les yeux affectés de maladies graves ou légères avec des compresses, des bandes, est souvent nuisible. Celle de masquer par ce moyen l'œil *atrophié* ne l'est guères moins, ainsi que nous l'avons démontré dans le cours de cet ouvrage. Un fait que nous avons omis, et dont se plaignent la plupart des personnes qui font usage du bandeau, c'est que les cils s'y collent très-souvent, et qu'il est parfois impossible de l'ôter sans en arracher quelques-uns. Ces inconvéniens, il faut le croire, ne sont pas exagérés ici, puisqu'ils décident à renoncer à cet appareil des personnages que leurs grands caractères, que leurs nobles et périlleuses occupations mettent à l'abri de tout soupçon des foiblesses et des petites recherches de l'amour-propre : l'observation suivante en est une preuve irrécusable.

Douzième Observation.

Monsieur le baron, maréchal-de-camp, de R✱✱✱, avoit perdu l'œil gauche en Egypte à la suite d'une ophthalmie aiguë endémique en ces climats, et depuis long-temps il portoit un bandeau ; cependant, couvert de blessures anciennes et récentes, qui menaçoient encore sa vie, et dont une entre autres l'empêchoit de marcher, il n'éprouvoit pas moins tous les désagrémens attachés à l'usage du bandeau. Le 15 décembre 1814, il me pria de passer chez lui, ajoutant à son billet la lettre qu'il avait reçue la veille de M. le baron Larrey, son docteur. Je la transcris ici moins pour les expressions flatteuses qu'elle renferme, que comme la preuve d'une estime à laquelle j'attache le plus grand prix, et dont on ne peut

trop s'enorgueillir. « Mon général, après
» quelques recherches, j'ai retrouvé mon
» artiste-oculiste; je m'empresse de vous faire
» passer son adresse. Veuillez l'envoyer cher-
» cher ou lui écrire un mot; il vous satisfera :
» c'est le plus habile de Paris. En attendant
» le plaisir de vous aller voir, permettez-
» moi de vous renouveler l'assurance de ma
» considération distinguée et de ma haute
» estime ».

Le baron LARREY, D.-M.

Je trouvai l'œil du général réduit à la très-
petite dimension d'un moignon mobile enfoncé dans la cavité orbitaire. Huit jours suf-
firent pour disposer la place à recevoir l'œil
artificiel convenable, d'une forme convexe et
resserrée sur elle-même. Il imite les mouvemens de l'œil naturel, et son usage, continué
jusqu'à ce jour, est si facile, qu'on ne peut
raisonnablement établir aucune comparaison
entre la propreté, les avantages de ce procédé
et l'incommodité du bandeau.

Blessures de l'œil. Elles sont presque toutes
funestes à la vue, et se terminent par l'atro—

phie du globe. L'œil artificiel peut seul en cacher les cicatrices.

Brûlures des paupières. De quelque manière que cet accident soit arrivé, on ne sauroit trop tôt appliquer sur les parties lésées quelques corps gras, comme le blanc d'œuf battu avec de l'huile, dans lequel on trempe des compresses qu'on assujettit sur l'œil. L'extrait de Saturne dont on fomente sans cesse l'endroit brûlé, et les compresses que l'on imbibe de ce médicament, sont peut-être le meilleur moyen de garantir l'endroit offensé du contact de l'air extérieur qui, dans ce cas, est toujours nuisible. Il faut surtout avoir recours aux gens de l'art.

C.

Cancer de l'œil. Maladie affreuse dont les causes sont les mêmes que celles du cancer, des autres parties du corps, et dont les suites sont toujours funestes à la vue par l'extirpation du globe de l'œil ; quelquefois même la vie est en danger.

Caroncule lacrymale. C'est un tubercule rougeâtre, charnu, situé dans l'angle interne. On croyoit autrefois que la caroncule lacrymale fournissoit les larmes ; aujourd'hui on connoît la véritable glande lacrymale (*voyez* ce mot). La caroncule sépare une humeur mucilagineuse qu'elle verse au-dedans des paupières.

Cataracte. Opacité du cristallin, visible à travers la pupille sous l'apparence d'une tache blanche, grise et quelquefois noirâtre. Consultez à ce sujet de Wensel, *Traité de la Cataracte* ; Boyer, *Maladies chirurgicales*, tome V ; Scarpa, *Traité pratique des Maladies des yeux* ; Guillé, *Nouvelles Recherches sur la Cataracte et la Goutte sereine* ; Tenon, *Mémoires et Observations sur l'anatomie, la pathologie et la chirurgie*, etc. La cataracte noire, souvent confondue avec la goutte sereine, est un état particulier du cristallin qui, en perdant sa transparence, acquiert une couleur brune tirant sur le noir. L'opération peut être tentée avec succès.

Chambres de l'œil. La cornée est convexe ; l'iris est plane. L'espace entre les deux tuniques se nomme chambre antérieure. Entre l'iris et la capsule du cristallin est un autre espace plus petit ; c'est la chambre postérieure. Ces deux chambres sont remplies par l'humeur aqueuse qui communique de l'une à l'autre par la pupille ou trou pratiqué au centre de l'iris, membrane servant de cloison à ces chambres : l'antérieure est plus ou moins grande, selon que la cornée est plus ou moins convexe et distendue par une plus ou moins grande quantité d'humeur aqueuse.

C'est surtout à cet état des chambres de l'œil humain qu'il faut faire attention dans les imitations en émail, devant servir d'yeux artificiels. Règle générale. Chez les jeunes gens l'humeur aqueuse est très-abondante, la cornée très-convexe, et les couleurs de l'iris paroissent très-éloignées de cette tunique; chez les vieillards, au contraire, l'humeur aqueuse est en très-petite quantité; la cornée très-affaissée est comme collée aux couleurs de l'iris.

Charbon. Tumeur rouge d'abord, ardente, dure, qui dégénère bientôt en croûtes gangreneuses, et attaque la conjonctive, la sclérotique, etc. Le danger est imminent pour la vue. Mêmes causes que le cancer, et souvent mêmes résultats. Il reste quelquefois un moignon mobile qui sert de point d'appui à l'œil artificiel.

Charlatans. Il n'est point de science, d'art, dont ils n'ayent envahi le domaine ; ils se sont long-temps emparé de la médecine oculaire. M. le chevalier Demours, oculiste du Roi, cite un trait de leur conduite, qui se rapporte trop à l'objet dont nous nous occupons, pour ne pas le répéter ici. C'est l'extrait d'une lettre du patient lui-même ; c'est un avis aux personnes qui se trouveroient dans un cas semblable ; c'est enfin pour les mettre en garde contre les donneurs de conseils intéressés, que je vais transcrire la deux cent cinquante et unième observation du Traité des maladies des yeux, tome II, page 446, de cet auteur.

Bom, *électorat de Cologne*, 15 *septembre*
1751.

    « Je suis âgé de quarante-quatre ans, d'un
» tempérament bilieux. Dès ma plus ten-
» dre enfance, et par une violente fluxion,
» j'ai perdu l'œil droit. Le globe en a été
» diminué considérablement ; on le voit ap-
» plati et enfoncé dans la cavité de l'orbite.
» J'ai usé pendant vingt ans d'un œil de verre
» (d'émail) ; je m'en servirois encore, si un

» charlatan ne m'eût fait croire qu'il nuisoit
» à l'œil sain. En me persuadant qu'il alloit
» me rendre moins difforme sans le secours
» de cet œil artificiel , il m'emporta , au
» moyen des ciseaux , une portion de la con-
» jonctive qui revêt l'intérieur des paupières ;
» savoir , dans le sillon de la paupière infé-
» rieure , depuis un angle jusqu'à l'autre , et
» dans celui de la supérieure, depuis le grand
» angle jusqu'à la moitié du sillon.

» Au lieu de l'effet promis , mes deux pau-
» pières , blessées par toute leur surface ,
» se sont collées au globe, et je ne puis me
» servir de mon œil artificiel auquel je vou-
» drois revenir.

« Par le conseil d'un habile chirurgien ,
» je me suis servi long-temps, sans succès ,
» des différens remèdes escarrotiques. Il a pris
» le parti de faire des incisions avec une lan-
» cette , et il est même parvenu à pouvoir
» introduire un œil de plomb , quoique je ne
» pusse pourtant fermer tout-à-fait les pau-
» pières. Au bout de huit jours, ce corps
» étranger, roulant au moyen du mouvement
» de l'œil, a cédé à la réunion insensible des
» lèvres de la plaie, et a été enfin chassé au-

» dehors. Des inflammations, malgré l'usage
» de remèdes défensifs, sont survenues, et
» mes paupières ont contracté la même adhé-
» rence avec le globe ».

M. Demours répondit : « Il faut renoncer à
» de nouvelles opérations et, pour tout essai,
» faire exécuter une certaine quantité d'yeux
» d'émail, qui ne différeront entre eux pour
» la grandeur que dans une proportion pres-
» que insensible; commencer, en cas que la
» chose soit encore possible, par poser le
» plus petit, et ne le changer que lorsqu'il
» aura, pour ainsi dire, fait sa place ». L'auteur ajoute : « Cette méthode, qui a rempli
» d'une manière assez satisfaisante le but du
» malade, est due à mon père ».

Je puis assurer que cette méthode, dont j'ai
posé les principes dans les chapitres XVI,
XVII et XXII de cet ouvrage, fut trouvée
et pratiquée avec succès par mon oncle ; que
nous n'avons pu avoir connoissance des idées
de M. Demours père, qui n'a rien publié à
ce sujet, et qu'enfin il ne m'a pas été possible de profiter de l'ouvrage de M. A.-P. Demours, qui paroît à l'instant où le mien est
déjà presqu'entièrement imprimé; mais, loin

de nous plaindre, félicitons-nous de ce qu'une méthode aussi simple, aussi naturelle, ait été devinée par le célèbre académicien, père de l'auteur. Il est flatteur pour nous de nous être rencontrés avec un si grand homme, et rien ne prouve plus en faveur de ce procédé, que d'en voir la pratique indiquée dans le magnifique ouvrage de l'oculiste du Roi.

Chássie. C'est une humeur qui suinte des glandes de Méibomius; elle est visqueuse et sert à faciliter les mouvemens du globe qu'elle lubrifie. Quand elle s'épaissit, elle colle ensemble les paupières, enflamme le globe de l'œil, et chez quelques malades, réunit les cils au point de leur donner la forme d'un cône très-désagréable à voir. Cette maladie se nomme alors *lippitude.*

Chemosis. Dernier degré de l'ophthalmie. La cornée paroît comme dans un enfoncement, parce que la conjonctive extrêmement tuméfiée forme un bourrelet épais autour d'elle. Cette maladie se termine le plus souvent par la suppuration du globe, dont le moignon peut facilement recevoir un œil artificiel.

Cicatrices de l'œil. Les plus difficiles à recouvrir d'un œil artificiel, et par conséquent les plus difformes sont celles qui ont détruit les couleurs de l'œil, sans en laisser fondre le globe; les paupières s'ouvrent alors et laissent voir ces couleurs brouillées, mélangées, et la cornée désorganisée. Les opérations malfaites ou malheureuses produisent ordinairement cet effet. Presque tous les accidens qui font écouler les humeurs de l'œil ont pour résultat un moignon beaucoup plus petit, moins difforme, et qui supporte un œil artificiel avec plus de facilité. La plaie doit être cicatrisée depuis, au moins trois mois avant de procéder à l'introduction de l'œil artificiel.

Cils. Poils produits par des bulbes implantés dans la peau des paupières, selon l'étendue du bord interne du cartilage placé à l'extrémité de ces organes.

Cillement. Mouvement des paupières qui se ferment et s'ouvrent, sans la participation de notre volonté, pour répandre sur la partie antérieure du globe de l'œil les fluides propres à le lubrifier. Si ce mouvement est convulsif et continuel, c'est ce qu'on appelle *clignotement.*

Collyres. Médicamens secs ou liquides employés très-souvent avec imprudence, et très-dangereux quand une véritable instruction ne préside pas à leur application. Le meilleur des collyres fluides est l'eau la plus pure, elle ne peut jamais être nuisible.

Les *émolliens* composés de guimauve, de seneçon, de semences froides, de mélilot, de pommes de rainette réduites en pulpe, de lait, de sang de pigeon , etc. quoique très-prodigués dans les ophthalmies, sont presque toujours nuisibles. Ils favorisent la suppuration et ne sont salutaires par conséquent que pour obtenir la fonte d'un globe trop saillant, et quand des douleurs trop violentes obligent à accélérer l'atrophie de l'œil.

Les *répercussifs* , tels que l'alun , le bol d'Arménie , le sel de Saturne , le blanc d'œuf, les roses de Provins , conviennent assez dans les ophthalmies ; mais ils exigent beaucoup de prudence dans celui qui les conseille.

Les *résolutifs* ont plus de succès dans les ophthalmies, ils préviennent la suppuration. On les compose avec la fleur de sureau, la rhue, le fenouil, l'iris de Florence, la valériane, l'anis, le safran , le camphre, le sel ammoniac, etc.

Les *détersifs* sont la plupart des vitriols ; l'antimoine, la tutie, la pierre divine , tous les fiels de poissons. Ils sont efficaces pour cicatriser les ulcères, détruire les fonguosités, etc.

Les *dessicatifs*, tels que la céruse, l'eau de chaux, agissent avec encore plus d'activité, et doivent être employés avec bien plus de circonspection encore.

On a remarqué que presque tous les collyres secs en poudre et soufflés dans l'œil augmentent le mal au lieu de le guérir.

Les fumigations de succin, de mastic en larmes, d'encens, benjoin, myrrhe, sang de dragon, cachou, clou de gérofle, etc. produisent d'assez bons effets dans les affections de la rétine, dans le relâchement de la paupière supérieure, l'amaurose, etc.

Tous ces remèdes doivent être ordonnés par les gens de l'art, qui seuls peuvent en approprier l'application à l'état maladif. Ce que nous en avons dit ici est bien moins pour que les personnes du monde puissent se traiter elles-mêmes, que pour leur montrer, au contraire, les dangers des remèdes les plus simples en apparence lorsqu'ils sont mal appliqués.

Conjonctive. C'est une membrane com-

mune aux paupières et au globe. Après en
avoir recouvert la face antérieure, elle se replie et tapisse le dedans des paupières jusqu'au
cartilage tarse, où elle est très-ferme et percée
d'une multitude de petits trous, qui laissent
échapper un fluide sécrété par la glande lacrymale, pour nettoyer la cornée en l'humectant
sans cesse. Elle est parsemée d'un grand nombre de vaisseaux sanguins. Elle n'est pas visible sur la cornée, mais l'onglet dont quelques
malades sont affectés en prouve l'existence,
aussi bien que sa couleur rouge dans ses engorgemens sanguins, et la couleur jaune que
certains malades ayant la jaunisse aper-
çoivent sur tous les objets.

Son extrême sensibilité à l'approche des
corps étrangers démontre le danger de l'irriter. C'est sur elle que pose l'œil artificiel,
qui par conséquent a besoin d'être d'un poli
parfait pour ne pas lui être d'un contact insupportable.

Elle attache les paupières au globe d'une
manière très-ferme, et cependant est assez
ample pour permettre à l'œil d'exercer tous
ses mouvemens. Le pli qu'elle forme pour passer du globe aux paupières est régulier dans
l'œil

l'œil sain, mais très-irrégulier dans l'œil *atro-phié*, c'est pourquoi les bords de l'œil artificiel qui doivent reposer dans ce pli, doivent être coupés selon ses sinuosités, afin de ne pas gêner les mouvemens du moignon que l'émail recouvre, et dont il reçoit sa mobilité.

Cornée. C'est cette membrane enchâssée dans la sclérotique, à peu près comme un verre de montre dans sa boîte; elle recouvre et laisse apercevoir au travers de l'humeur aqueuse les couleurs de l'iris, et ce trou de communication entre les deux chambres de l'œil, nommé la pupille. C'est un segment de sphère. Le blanc de l'œil se nommoit autrefois *cornée opaque;* et la cornée, *cornée transparente;* elle est recouverte par une portion très-mince de la conjonctive; elle est tendue dans l'état naturel par l'humeur aqueuse qu'elle retient entre elle et l'iris.

Elle est sujette à un grand nombre de maladies, telles que: extension outre mesure, staphilome, ulcération de ses filets; opacité, comme albugo, taies, taches, ulcères, rides, séparation de la sclérotique, etc.

Toutes les affections de la cornée intéressent extrêmement la vision.

D.

Difformité de l'oeil. Aspect désagréable que présente cet organe, après un accident à la suite d'une opération malheureuse, etc. Le globe, si l'atrophie n'a pas eu lieu avec la guérison, est surmonté d'une tache ou albugo très-large, ou bien la confusion de ses parties est telle qu'on ne peut plus distinguer les couleurs et la position de chacune d'elles dans l'œil. Rien n'est peut-être plus nuisible à la régularité des traits du visage, que ces yeux ainsi tachés et volumineux, surtout si l'œil artificiel ne peut les recouvrir, parce que leurs paupières s'ouvrent et laissent voir ce globe ainsi défiguré. Quand il est réduit à l'état de moignon, que son atrophie est complète, l'infirmité est bien plus facile à cacher; et sans même avoir recours à l'œil artificiel, elle est à mon avis bien moins difforme, parce que les paupières restent alors presque toujours fermées.

Ainsi donc, c'est en vain que certains opérateurs prétendent se faire un mérite « de » réussir quelquefois à réprimer la saillie » d'une tumeur de la cornée, à faire cesser les » douleurs périodiques, et à *diminuer la dif-*

» *formité*, sans employer un œil d'émail,
» en faisant une petite incision dans la partie
» la plus saillante, afin de conserver la forme
» de l'œil » : en vain diront-ils, « Qu'ordinaire-
» ment les humeurs s'écoulent lentement par
» cette fistule artificielle, que la vie abandonne
» peu à peu les parties de l'intérieur de l'œil ,
» que le globe diminue de volume, *mais*
» *rarement assez pour que le malade ait*
» *besoin de porter un oeil d'émail , etc.* » Les
célèbres Louis, Sabatier, Desault, Boyer,
Scarpa, etc., leur répondent qu'il ne s'agit
pas ici d'œil d'émail , mais de guérison , qu'à
moins d'être intéressé à prolonger la maladie,
les demi-moyens et les souffrances , on ne doit
pas faire d'opérations imparfaites , parce
qu'ainsi que le dit et que le prouve très-bien
M. Demours lui-même, dans son Traité des
maladies des yeux , vol. 1.ᵉʳ, pages 320,
321, et vol. 2.ᵉ, pages 396, 399, 400, 401,
405, 416, 417, etc. « quelquefois l'œil se
» remplit de nouveau, et la tumeur reparoît ;
» il arrive aussi que les membranes de l'in-
» térieur du globe sortent , ce qui n'est pas
» rare » ; il faut répéter souvent l'incision
infructueuse. Ces savans professeurs ajoutent

qu'enfin l'opération essentielle, indispensable, qui soulage davantage et sans retour de souffrance, qui laisse une difformité moins grande, est celle qui produit, quand toute espérance de conserver la vue est perdue, qui procure le plus efficacement la fonte de l'œil, et transforme en un simple moignon ce globe déjà désorganisé.

Pour nous, sans entrer dans une discussion chirurgicale, nous nous contenterons de faire remarquer que ce n'est pas diminuer la difformité, que de conserver à l'œil sa forme en même temps qu'on détruit ses couleurs ; qu'un œil dont l'iris et toutes les membranes sont confondues et brouillées, au point de n'offrir qu'un globe nuancé de rouge, de blanc et de bleu, est plus désagréable à voir que des paupières fermées par dessus un moignon invisible aux regards du monde. Ce globe, ainsi conservé, n'exige pas, dit-on, l'usage de l'œil artificiel, mais au contraire il n'y a personne dans ce cas qui ne désire cacher une difformité aussi repoussante, j'en pourrois fournir des exemples nombreux ; des paupières closes par dessus leur moignon cessent d'être une difformité à côté de celle-là.

Treizième Observation.

En 1802, M. Becquet fut appelé par mon oncle chez un des premiers marchands d'estampes de la capitale, notre ami, dont la fille avait un staphilome de la cornée qui la faisoit souffrir depuis long-temps ; l'opération fut faite, ainsi que le rapporte M. Demours, vol. 2.ᵉ page 405. Elle fut inutile et recommencée un mois plus tard. Le staphilome reparut encore, et il fallut l'inciser de nouveau ; enfin les douleurs cessèrent, mais le globe resta presqu'aussi volumineux que l'œil sain. Tous les soins de l'amitié et les talens de mon oncle ne purent recouvrir que très—imparfaitement, avec un œil artificiel, cette difformité qu'on pouvoit éviter par une seule opération décisive et bien moins douloureuse. Qu'on ne pense pas que je rapporte ce fait pour blâmer la conduite d'un aussi respectable praticien, il ne se faisoit pas un mérite de cet état du globe, et n'étoit pas de ces gens qui tourne tout à leur avantage. M. Becquet, ami de mon oncle, avoit été appelé par nous, pour soulager la fille de notre ami. M. M***
et sa demoiselle étoient bien décidés à toute

opération qui pourroit calmer des douleurs insupportables, et la difformité d'un organe vraiment monstrueux. M. Becquet n'opéra donc pas, dans le dessein *d'éviter la fonte du globe*, dans l'intention *de conserver la forme de l'œil*, avec l'espoir *de rendre inutile l'u- sage de l'oeil artificiel* ; au contraire , il espéroit que la simple incision feroit écouler toutes les humeurs, et qu'un bandage com- pressif accéléreroit la suppuration , mais il en arriva autrement, la plaie se fermoit toujours, et le staphilome reparoissoit aussi volumi- neux. Ce procédé lui avoit mieux réussi le 2 août 1782 , sur l'œil de Mme F✳✳✳. *Voy.* M. Demours , vol. 2.e , page 405. Mais ce moyen n'a pas toujours un tel succès , puisque l'œil de mademoiselle D.✳✳✳ opéré de la même manière , par M. Demours père, grossit de nouveau, etc. *Voyez* même auteur, même observation.

Les difformités de l'organe de la vue sont cachées facilement par l'œil artificiel , quand elles n'offrent pas un volume aussi considé- rable que le globe de l'œil dans son état na- turel. Ce n'est pas que l'œil artificiel ne puisse toujours recouvrir une difformité , quelle qu'en soit la saillie; mais c'est que sa propre épaisseur, surtout à l'endroit qui représente la cornée, l'humeur aqueuse, la pupille et les couleurs de l'iris, ajoutée au volume de la difformité qu'il cache, en produit une autre aussi désagréable à voir, c'est-à-dire, un œil beaucoup plus saillant que le naturel, à peine contenu par les paupières, et dont l'usage , s'il n'est dangereux, est au moins inutile. L'ignorance et la cupidité ne sont pas arrêtées par d'aussi foibles considérations, et voilà pourquoi on rencontre encore de nos jours quelques personnes portant des yeux artificiels proéminens et fixes, qui les défigurent, à mon avis, beaucoup plus que leur simple cicatrice. Cependant, si, parmi les yeux artificiels qui sortent ainsi de l'orbite, il en est, dont il faille accuser l'appas du gain, bravant l'obstacle offert par un globe trop volumineux; et d'autres l'ignorance, masquant avec eux un moignon qui ne motive pas leur excessive grosseur, il en est bien davantage encore, dont la seule cause est l'insouciance des personnes qui les portent trop usés et tellement dépolis , qu'ils excitent une inflammation extrême de toute la conjonctive. Cette membrane se boursouffle, remplit une partie de la cavité orbitaire, repousse l'œil artificiel hors des paupières, et le fait paroître beaucoup trop convexe, hagard, et même immobile. On dit d'une personne dont les yeux sont ainsi configurés, qu'elle a des yeux de bœuf.

E.

Eau. C'est le meilleur des collyres pour les yeux. Elle n'est jamais nuisible, est quelquefois très-nécessaire, et fait le plus grand bien, quand beaucoup de collyres produisent le plus grand mal. On employe l'eau froide dans toutes les ophthalmies. On s'en sert tiède, pour amollir quelques parties de l'organe, pour le nettoyer et débarrasser plus facilement les bords et commissures des paupières, des matières épaisses qui les agglutinent. L'eau en vapeur convient dans plusieurs engorgemens de la cornée, tels que les albugo, les hypopion, les taies, etc.

Email. Substance composée d'une partie vitrifiable, et d'une partie d'oxides métalliques. Si la partie vitrifiable est très-abondante, ce n'est qu'un verre coloré, car les seuls oxides peuvent colorer le verre. Mais si l'oxide est en grande quantité, s'il n'y a de partie vitrifiable que juste ce qu'il en faut pour réunir toutes les molécules de cette poussière métallique, de manière à en former au feu une pâte malléable; c'est de l'émail. On en fait de toutes les couleurs, qu'on nomme *émaux en pains*.

Prendre un morceau d'émail en pain, le piler, broyer et triturer en une poudre fine, le déposer à froid, et au moyen d'une spatule sur une plaque de cuivre rouge, d'or ou d'argent, précédemment entourée d'un bord, ou *champs-levée*, selon le dessin, les filets qu'on veut exécuter; présenter au feu cette plaque pour que l'émail, en s'y fondant, s'attache au métal, c'est ce qu'on appelle *émailler. Contre-émailler*, c'est mettre une couche d'émail moins épaisse sous la plaque de métal, afin de l'empêcher de s'envoiler, ainsi les cadrans de montre sont émaillés et contre émaillés.

Si, prenant des émaux de couleurs, on les broye à l'essence, etc., et les applique avec le pinceau sur ces mêmes cadrans, pour en marquer les heures, sur des vases de porcelaine, pour y représenter des paysages, ou sur

un fond d'émail, pour y figurer un portrait;
si enfin, on passe au feu ces objets, pour que
les couleurs s'unissent au fond en se fondant,
c'est *peindre en émail.*

Un de mes amis, artiste savant dans tout ce
qui tient à la manipulation des émaux, déjà
couronné par le gouvernement, pour son ingénieux procédé de dorure sur les cristaux français, M. Luton, vient d'appliquer à un objet
d'utilité publique cette manière de peindre,
qui jusqu'alors ne satisfaisoit que la curiosité
opulente. Les étiquettes placées sur les bocaux des pharmaciens et des laboratoires de
chimie, n'étoient autrefois qu'en papier, et
compromettoient, en s'effaçant par l'action du
temps et des fluides corrosifs, la santé du
peuple et la justesse des expériences; aujour-
d'hui ces bocaux de verre ordinaire reçoivent
au prix le plus modique, des étiquettes peintes
en émail, sur un fond d'émail blanc insensible
à l'action des acides qui y sont contenus. Si
nous réfléchissons un moment aux soins qu'on
doit prendre pour éviter que les fonds sur lesquels on peint en émail ne s'envoilent, ou à la
dureté des vases de porcelaine qui reçoivent
la peinture en émail, combien ne serons-nous

pas étonnés, et n'admirerons-nous pas le talent de l'artiste, qui parvient à mettre une couche de blanc d'émail, à y tracer les noms de tous les acides rongeurs sur le verre mince et très-fusible de ces bocaux qu'il sait remettre à une nouvelle fusion sans en détruire la forme. Le verre des bocaux et l'émail des inscriptions ne forment bientôt plus qu'un seul et même corps sans épaisseurs différentes, et dès-lors ces vases, pour toujours imprimés du nom des fluides qu'ils doivent renfermer, ne peuvent plus se confondre, et sous la main du pharmacien ou du chimiste, donner lieu à de trop funestes méprises.

Si au lieu de couler les émaux qui sortent du four de la verrerie en gâteaux *ou en pains*, comme je l'ai dit tout à l'heure, on les tire du creuset sous la forme de baguettes de la grosseur d'une plume à écrire, et si au feu d'une forge à chalumeau, on exécute avec ces tubes ou ces baguettes d'émail, des animaux, des vases, des fleurs, c'est *modeler en émail*.

C'est avec des émaux disposés de cette sorte, mais fabriqués et mélangés au feu d'une forge à chalumeau, d'une très-grande dimension, que l'artiste-oculiste modèle et peint en même temps les yeux artificiels en émail. Chaque artiste en ce genre à une manière plus ou moins bonne de composer ses émaux, et dont il fait un secret. Cette composition, plus ou moins parfaite, influe beaucoup sur la beauté des yeux artificiels. Si le temps nous le permet, nous réunirons un jour tous les matériaux, toutes les expériences que nous avons sur cette matière, et nous en ferons un traité complet sur l'art *d'exécuter l'oeil artificiel en émail.*

Excision. Opération pratiquée sur la con-jonctive oculaire dans les affections dites *nuages de la cornée*, dans celles nommées *pterygion*, dans les varices de la conjonctive. Cette opéra-tion est pratiquée sur la cornée dans les abcès de cette tunique, et est préférable à la simple ponction, en ce qu'elle permet de recourir à l'œil artificiel pour cacher la difformité.

Excroissances charnues. Les excroissances charnues qui naissent dans l'orbite d'un œil dont les humeurs sont fondues ou coulées acci-dentellement ou chirurgicalement, nuisent à l'introduction de l'œil artificiel, mais ne s'y opposent point tout à fait. On pratique dans les bords des yeux artificiels des échancrures pro-pres à les recevoir.

Les excroissances charnues qui naissent sur la caroncule lacrymale, et qui gênent ses fonctions, doivent être traitées par la voie chirurgicale. Les caustiques, autres que la pierre infernale, sont dangereux. Ce moyen même ne réussit pas toujours. L'excision est plus expéditive, moins douloureuse, et guérit plus constamment.

Exophthalmie. Affection dans laquelle le globe de l'œil est poussé peu à peu, en dehors de l'orbite par une ou plusieurs tumeurs souvent squirreuses, cancéreuses, qui se développent dans le fond de cette cavité, et qui finissent par envahir la place de l'œil. La perte de la vue est inévitable; souvent la vie est en danger; l'extirpation seule peut mettre fin à des douleurs intolérables.

Extirpation de l'œil. Opération qui seule arrête les développemens carcinomateux. Consultez le Traité des maladies chirurgicales de M. le baron Boyer, tome V, page 574.

F.

Fumigations. Celles de benjoin, de succin, etc., sont recommandées dans la paralysie du muscle releveur de la paupière supérieure : c'est à l'homme de l'art à en prescrire l'usage.

G.

Glande lacrymale. Elle est située dans un enfoncement de l'os coronal, proche l'angle externe de l'œil, et chargée de la sécrétion des larmes. On ignoroit autrefois ses fonctions.

Glandes de Meibomius ou Glandes ciliaires. Elles sont placées dans l'épaisseur du cartilage tarse des paupières, plus nombreuses à la supérieure qu'à l'inférieure. Quand ces petites glandes sont malades, l'humeur qu'elles suintent devient visqueuse , gluante , âcre, et forme la chassie.

Goutte sereine. Voyez *Amaurose.*

H.

Humeur aqueuse. Ce fluide est transparent , semblable à de l'eau limpide qui contiendroit de la gomme dissoute, il remplit l'intervalle qui se trouve entre la cornée et la face antérieure de la lentille cristalline. Cet intervalle est séparé en deux chambres par l'iris. L'humeur aqueuse, contenue dans une membrane qui lui est propre, communique de l'une à l'autre chambre par la pupille. L'abondance de l'humeur aqueuse produit la trop grande convexité de la cornée, et est une des causes de la *myopie*, vue courte ou vue basse. La trop petite quantité de cette humeur, que l'âge ou quelque opération en soit la cause, donne lieu à l'affaissement de la cornée et à la *presbyopie*, vue longue ou éloignée. La miopye diminue avec les années, parce que l'humeur aqueuse diminue avec elles; la presbiopye, au contraire, et par cette raison, ne peut qu'augmenter avec l'âge.

On remédie à ces deux incommodités contraires au moyen de lunettes. *Voyez* ce mot.

Humeur vitrée. Cette humeur est transparente, gélatineuse; elle occupe la portion la plus considérable de l'intérieur de l'œil, et remplit presque tout l'espace compris entre la lentille cristalline et l'insertion du nerf optique dans le globe. Elle est renfermée dans une tunique très-fine et transparente, nommée *hyaloïde.*

Hydrophthalmie ou Hydropisìe de l'œil. Maladie causée par la trop grande surabondance ou de l'humeur aqueuse, ou de l'humeur vitrée, et quelquefois de toutes les deux : pronostics très-fâcheux, perte de la vue presque certaine. La vie du malade est souvent en danger. L'excision de la cornée, pour donner issue aux fluides, est l'opération recommandée de préfé-rence à la ponction qui, dans aucun cas, ne peut convenir, et à l'incision qui laisse une diffor-mité difficile à cacher sous l'œil artificiel.

Hypopion. Collection de matières puri-formes dans les chambres de l'œil, entre les lames de la cornée, etc. Voyez *abcès.*

I.

Iris. C'est une membrane composée, ainsi qu'on le voit, à travers la cornée, d'un cercle de couleurs très-variées, de brun, de bleu, de jaune, de verdâtre. Quand l'iris est brune, on distingue un grand cercle très-brun et bor-dant la sclérotique. De ce cercle part une mul-titude de rayons bruns, mais variés d'une infinité de teintes de cette couleur ; ils repré-sentent autour de la pupille une sorte de soleil à rayons plus ou moins vifs, clairs et foncés. Si l'iris est bleue, un cercle très-bleu borde la sclé-rotique, tandis que des rayons d'un bleu plus ou moins tendre forment autour de la pupille

un

un disque radié de toutes les teintes de cette couleur. En général, l'iris paroît affecter la couleur des poils ; elle est d'un brun très-foncé et presque noire chez les hommes très-bruns ; elle est bleue chez les blonds ; elle est d'un rouge pâle chez tous les albinos on animaux blancs. La pupille, au lieu de paroître noire, est alors d'un rouge assez vif. Presque tous les habitans du Nord sont blonds, et l'iris de leurs yeux est bleue, bleuâtre ou gris-cendré ; ceux du Midi sont bruns, et c'est la couleur plus ou moins claire de leurs yeux. Tout ceci n'est pas sans un nombre infini d'exceptions ; et voilà pourquoi tant de poètes se sont plu à chanter leurs brunes aux yeux bleus et leurs blondes aux yeux bruns.

Les anatomistes appellent l'ouverture placée au centre de l'iris, *pupille* ou *prunelle*. L'humeur aqueuse passe au travers. L'iris est une sorte de cloison chargée ou de se fermer presque tout à fait, quand une trop grande quantité de rayons lumineux peut blesser la rétine en traversant l'humeur aqueuse et le cristallin, ou de s'ouvrir extrêmement, afin de recueillir le peu de rayons lumineux qui se rencontrent dans l'obscurité.

L.

Leucome, ou *leucoma* ou *albugo*. C'est une tache blanche qui couvre une plus ou moins grande surface de la cornée, et nuit à la vision. Maladie incurable dans beaucoup de cas.

Lippitude. Voyez *Chassie*.

Louche, *loucher*. C'est avoir l'un des yeux dirigé sur un point, tandis que l'autre ou reste fixe ou se tourne sur un point opposé. Voyez *Strabisme*. L'œil artificiel louche quand il se jette dans l'un des angles ou sous l'une des paupières. On remédie à ces défauts en lui donnant une dimension plus grande du côté qui se cache trop dans l'orbite, et en diminuant la partie opposée. *Voyez* les chapitres XVI et XVII de cet ouvrage.

Lunettes ou *bésicles*. Instrumens d'optique trop connus pour qu'il soit besoin d'en donner la description. On peut consulter sur leur usage un ouvrage in-8°. de M. le chevalier Chevallier, extrait de son Conservateur de la vue. Paris, 1816, chez l'auteur, tour de l'Horloge du Palais, n.° 1.

M.

Maladies des yeux. Elles sont en grand nombre. Le célèbre empyrique anglais Taylor, dans son Traité de l'anatomie du globe de l'œil, en compte deux cent soixante-trois, qu'il décrit et ne nomme point ; différent en cela seulement de ses prédécesseurs, qui aimoient beaucoup à donner des noms particuliers aux différens états d'une même maladie. Il existe une multitude d'ouvrages sur cette matière. Nous avons eu occasion de citer plusieurs fois les principaux et les plus estimés.

Meibomius (glandes de). Voyez *Glandes.*

Monoculus. Nom d'une espèce de bandage propre à contenir les compresses appliquées sur l'œil dans certaines maladies.

Myopie. Vue courte ou vue basse. Cette affection est due au trop gros volume du globe, à la trop forte saillie de la cornée, produite elle-même par la trop grande abondance de l'humeur aqueuse. Quelquefois cette disposition de l'organe vient de la grosseur du cristallin. Les rayons lumineux, partant d'un objet éloigné, sont trop divergens pour affecter la rétine ; des verres concaves, placés devant l'œil, rétablissent la convergence. L'âge, en procurant une diminution dans les humeurs, guérit en partie cette disposition gênante et propre à l'enfance et à la jeunesse.

N.

Nerf optique. Il sort du cerveau par le trou optique placé dans l'os sphénoïde, entre un peu de côté dans le globe de l'œil, en perçant la sclérotique, forme une sorte de bouton dont l'expansion est la rétine ou l'organe immédiat de la vûe qui s'étend sur la choroïde, etc. La paralysie de ce nerf produit la goutte sereine.

O.

Œil humain. La description que je vais en faire n'est destinée qu'aux personnes du monde, afin de leur donner une idée juste du nom et de la situation des principales parties de l'œil. Telles sont le *sourcil*, cet arc composé de poils placés en recouvrement et situé au bas du front; il est destiné à retenir et faire couler de côté la sueur et une partie des rayons lumineux trop abondans. Les *paupières* sont au nombre de deux. La supérieure a plus de développement que l'inférieure. Toutes deux ont leurs bords garnis de poils droits, assez roides et longs, implantés sur ce qu'on appelle le *cartilage tarse*. Elles s'ouvrent et se ferment à volonté, ainsi que par un autre mouvement assez souvent répété, mais presque involontaire, nommé *cillement*. Elles sont les gardiennes les plus vigilantes de l'œil. Leur jonction forme deux angles, celui du côté du nez ou interne, *grand angle*, et celui du côté de la tempe ou externe, *petit angle*. Il n'y a de remarquable dans cet angle que la *glande lacrymale*; mais elle est trop profondément placée sous la paupière supérieure, pour être visible dans l'état naturel. Près de l'angle interne ou grand angle sont deux trous situés sur deux petits tubercules remarquables dans chaque paupière; ce sont les *points lacrymaux* ou les orifices de deux conduits qui se rendent au *canal lacrymal*. *La caroncule lacrymale* est un autre tubercule rougeâtre très-visible dans le grand angle, près de la *valvule semi-lunaire* ou pli que fait la *conjonctive*. Ce nom a été donné à une membrane qui, après avoir tapissé l'intérieur des paupières, se replie et recouvre tout le globe. Elle est alors très-

transparente et laisse apercevoir outre une infinité de légers vaisseaux sanguins, très-déliés, le
globe de l'œil, composé d'une tunique blanche
nommée *sclérotique ,* cornée opaque, albu-
ginée ou blanc de l'œil. Elle est comme doublée
intérieurement d'une membrane dite *choroïde*
ou uvée, enduite d'un méconium épais qui lui
donne une teinte noirâtre. Le *nerf optique* s'y
introduit dans le fond et un peu de côté, et
forme intérieurement un petit bouton médul-
laire dont l'expansion est regardée comme l'organe immédiat de la vue ; c'est la *rétine* qui
s'applique sur la choroïde. Quelques auteurs
ont ingénieusement comparé la rétine à une
glace dont la choroïde seroit le tain. Le globe
de l'œil est donc une espèce de coque composée
d'une partie de la conjonctive de la sclérotique ,
de la choroïde et de la rétine ; ce globe est
rempli à ses deux tiers par *l'humeur vitrée*
renfermée dans une tunique qui lui est propre,
et qui forme à sa partie antérieure un petit
renfoncement dans lequel est posé *le cristallin ,*
qui lui-même est contenu dans une capsule
particulière. Vient ensuite *l'humeur aqueuse*
renfermée aussi dans sa tunique, mais séparée
en deux portions inégales par *l'iris ,* au centre

de laquelle est une ouverture ronde susceptible de contraction et de dilatation; c'est la *pupille*. Toutes ces humeurs se répandroient hors du globe, si elles n'y étoient retenues par la *cornée*, membrane très-transparente qui s'enchâsse dans la sclérotique à peu près comme un verre de montre, et est aussi recouverte par la conjonctive qui en fait la lame antérieure.

Ainsi, quand on examine un œil, la première membrane qu'on aperçoit est la *conjonctive* qui recouvre la totalité du globe, c'est-à-dire la sclérotique et la cornée. La *sclérotique* est ouverte antérieurement, et cette ouverture est fermée par la *cornée*, derrière et au travers de laquelle on distingue l'*humeur aqueuse*, l'*iris*, l'ouverture qui est à son centre, nommée *pupille*; derrière et en face de laquelle est le *cristallin*, reposant sur la tunique de l'*humeur vitrée* qui remplit la cavité du globe tapissé intérieurement par la *rétine*, laquelle est appliquée sur la *choroïde*. Ainsi encore le rayon lumineux, qui part d'un corps à notre portée, traverse la cornée, la chambre antérieure de l'humeur aqueuse, la pupille, la chambre postérieure de l'humeur aqueuse, le cristallin, l'humeur vitrée, s'arrête à la la rétine*, sorte de miroir, derrière lequel est la choroïde ou enduit noir, nécessaire à la réfraction des objets.

La cavité qui reçoit l'organe de la vue se nomme *orbite* (*voyez* ce mot). Il y est mu par des muscles au nombre de six : quatre droits, *le releveur* ou superbe ; *l'abaisseur* ou l'humble ; *l'adducteur*, et *l'abducteur* ou dédai_ gneux ; deux obliques, *l'oblique supérieur* et *l'oblique inférieur*, etc.

Ophthalmie. C'est une inflammation de la conjonctive, qui devient rouge de blanche qu'elle est dans son état naturel et ce n'est alors qu'une *ophthalmie externe*; mais si la partie rouge du sang engorge les tuniques intérieures du globe, il y a *ophthalmie interne*. L'ophthalmie légère se nomme *taraxis* ; à son dernier période, formant bourrelet autour de la cornée, *chemosis* ; avec cuisson et une sécheresse générale, *xérophthalmie*, etc. Cette dernière est plus dangereuse que l'ophthalmie accompagnée de larmes ; le chemosis a presque toujours une funeste issue ainsi que l'ophthalmie interne. L'ophthalmie par suite de la mauvaise disposition des humeurs, ou de quelques applications locales et nuisibles, dégénère en cancer,

Orbite. On nomme ainsi la cavité osseuse qui sert de logement à l'œil. L'orbite est formé de sept os : 1.° le *coronal* placé dans la partie supérieure et latérale ; 2.° le *sphenoïde* qui occupe la postérieure ; 3.° l'*ethmoïde* la postérieure et latérale ; 4°. l'*os unguis* ou lacrymal, la partie antérieure et latérale du grand angle ; 5.° l'*os de la pommette*, celle inférieure du petit angle ; 6.° le *maxillaire* supérieur, la partie inférieure dans le grand angle ; 7.° et une petite portion de l'*os palatin*, le fond vers la pointe de l'orbite. L'orbite est percé de plusieurs trous qui donnent passage aux nerfs, veines, etc. Le plus considérable est celui du *sphénoïde*, servant au nerf optique.

Oxide métallique. C'est ce que les anciens nommoient chaux métallique. C'est une poudre terreuse provenant de la calcination d'un métal quelconque ; c'est un métal auquel l'action du feu a fait perdre son aspect métallique, et réduit en une substance semblable à de la terre ; c'est enfin, pour parler *plus chimiquement*, la combinaison de l'oxigène avec les métaux.

Les oxides ont presque tous des couleurs qui leur sont propres. Ces couleurs varient non seulement selon la différence des métaux, mais encore suivant le degré d'oxigénation du même métal ; ainsi le fer oxidé à l'air devient jaune ; c'est la *rouille*. Oxidé par un feu léger, il donne une poudre rouge ; c'est le *colcotar*. Oxidé à un feu très-fort, il devient noir ; c'est l'*éthiops martial*. Les oxides, unis à une matière vitrifiable, produisent des couleurs fusibles connues sous le nom d'émail, d'émaux. (*Voyez* ce mot).

P.

Paupières. Elles sont au nombre de deux : la supérieure et l'inférieure. Leur réunion forme deux angles, l'interne et l'externe. Leur intérieur est tapissé par la conjonctive. Elles sont terminées par le cartilage tarse sur lequel sont implantés les cils. Elles ont deux muscles, le releveur de la paupière supérieure, et l'orbiculaire commun aux deux paupières. Un fait dont j'ai fait mention plusieurs fois dans le cours de cet ouvrage, et que je n'ai lu rapporté dans aucun autre, c'est que ces muscles, quand l'œil est fondu et réduit en un trop petit moignon par l'atrophie complète, n'ont plus assez de forces pour ouvrir les paupières qui restent presque toujours closes. Les plus grands efforts, faits alors pour les relever, ne les entrouvent qu'à peine.

Presbytie ou *presbyopie*. Vue longue due à l'applatissement de la cornée. Cette affection est produite par la diminution des fluides ou humeurs de l'œil. C'est par conséquent une incommodité propre à la vieillesse. Elle est absolument l'opposé de la *myopie*; aussi ce sont des verres convexes qui peuvent y remédier. Pour comprendre cet effet des verres convexes et concaves dans les cas de *presbytie* et de *myopie*, il faut consulter le mécanisme de la vision dont les plus grands physiciens se sont occupés, et dont il existe beaucoup de traités satisfaisans. *Voyez* le mot *Vision*.

Prunelle. Voyez *Pupille*.

Pupille. Ouverture ronde chez l'homme et placée au centre de l'iris. Elle paroît comme un point noir, susceptible de contraction et de dilatation à un jour vif ou dans l'obscurité; elle laisse voir dans l'œil; et, quand le cristallin est cataracté, on l'aperçoit plus ou moins blanchâtre au travers. Dans l'amaurose parfaite cette ouverture est si grande, qu'on ne distingue plus qu'une foible portion de l'iris, dont toutes les fibres sont repliées vers son grand cercle. On lui donne le nom de prunelle.

La plupart du monde et surtout les artistes donnent le nom de prunelle à la grande ouverture de la sclérotique, ou plutôt à la totalité de la cornée, de l'iris et de la pupille. Un peintre dit alors à un élève : « Cette pupille » n'est pas au centre de la prunelle ; cette » prunelle n'est pas assez grande ou n'est pas » ronde ». Il ajoute encore : « Les yeux des » statues antiques sont sans prunelle », pour dire que les anciens ne traçoient pas sur les yeux de leurs statues le grand cercle de l'iris et le trou de la pupille.

La pupille, dans quelques maladies, se ferme tout-à-fait. On peut remédier à cette cécité, en pratiquant une pupille artificielle. On enlève avec des ciseaux très-déliés une petite portion de l'iris, et cette ouverture suffit pour donner passage aux rayons lumineux jusqu'à la rétine. Cheselden et Janin ont fait cette opération sur plusieurs sujets. On pratique encore une pupille artificielle dans la partie de l'iris voisine de la sclérotique, lorsque la cornée est obscur-cie d'albugo, de taches, etc. Il faut consul-ter à ce sujet Boyer, de Wenzel, Demours,

Scarpa , lequel cite une opération de ce genre faite avec succès par feu M. Mirault, célèbre chirurgien d'Angers.

R.

Rescision. Opération pratiquée sur le staphilome lorsqu'il pointe hors des paupières. L'art ne possède aucun moyen plus efficace pour réprimer les progrès du mal, et faire disparoître la difformité. La plaie étant cicatrisée, il reste un moignon qu'on recouvre facilement d'un œil artificiel. Voyez *Difformité*.

Rétine. Membrane de l'œil regardée comme l'expansion du nerf optique , et l'organe immédiat de la vue. Elle tapisse l'intérieur du globe en s'appliquant sur la choroïde.

S.

Sclérotique. Membrane épaisse, dure, formée de deux feuillets appliqués l'un sur l'autre , et étroitement liés entre eux, composés de fibres blanches argentines, et comme tendineuses ; elle s'étend depuis le nerf optique jusqu'à la cornée transparente comme une coque, et renferme toutes les autres membranes et humeurs de l'œil. Elle a été nommée cornée opaque, blanc de l'œil, etc.

Staphilome. C'est une hernie d'une des membranes de l'œil.

Strabisme. Disposition vicieuse des yeux, dont l'un se dirige vers un point, et l'autre d'un côté opposé ou reste fixe. C'est ce qu'on appelle vulgairement *loucher* ou *bigler*.

T.

Taie. Tâche blanchâtre qu'on observe dans la cornée. Ce mot désigne également les cicatrices de cette tunique.

Tarse des paupières. C'est un cartilage qui termine les paupières, et représente un arc. C'est à la partie de ces cartilages tarses, qui regarde le globe, que se trouvent les petites glandes de Meibomius.

U.

Ulcères. On distingue les ulcères de la cornée, et les ulcères des paupières. Elles naissent à la suite d'ophthalmies, etc. On leur donne des noms différens selon les points qui en sont affectés, et selon le danger dont ils peuvent être pour la vision.

Uvée. C'est la *choroïde.* (*Voyez* ce mot.)

V.

Vision. Vue. Faculté accordée à l'œil de juger des couleurs, de la grosseur, de la situation, de la distance des objets qui nous environnent. Cette faculté peut éprouver de grandes modifications et des obstacles, c'est ce qui constitue les différentes sortes de vues. On distingue *la vue double, vue qui n'existe qu'à moitié, vue de nuit, vue de jour, vue longue, vue courte, etc.* Elles sont dues à des vices dans les humeurs et membranes de l'organe.

Quant à la manière dont les rayons lumineux agissent sur la rétine, en traversant les membranes et les fluides de l'organe visuel, il faut consulter les ouvrages qui traitent *ex professo* de cet objet. Entreprendre une dissertation sur cette matière, ce seroit dépasser le but que nous nous sommes proposé. Voyez Plembii, *Ophthalmographia,* in-fol. ; Smith, *Traité d'optique,* in-4 ; Nollet, *Traité de physique*, in-12; Antoine Maître-Jean, *Maladies de l'œil*, in-12 ; Saint-Yves, *Maladies des yeux*, in-12 ; Deshayes-Gendron, *Maladies des yeux*, in-12 ; Boyer, Pelletan, Richerand, Sabatier, etc. etc. Nous avons un ouvrage latin de Descartes, intitulé : *Tractatus de homine, et de formatione fœtus : Amstelodami, apud Danielem Elsevirium*, 1677, dont un bon tiers est consacré à la description de l'organe de la vue et à la démonstration du mécanisme de la vision.

A la suite de son *Traité de l'anatomie du globe de l'œil*, Taylor donne un catalogue de cent dix auteurs qui ont écrit sur cette matière. On peut consulter, pour en connoître les meilleurs, la *Bibliographie oculaire* qui forme le septième chapitre de l'ouvrage du docteur Guillé *sur la cataracte et la goutte sereine.*

NOTICE

NOTICE (1).

SUR

CHARLES-FRANÇOIS HAZARD,

ARTISTE-OCULISTE, MEMBRE DE L'ATHÉNÉE DES ARTS.

MESSIEURS,

Je viens m'acquitter d'un devoir aussi pénible à remplir, qu'il est cher à mon cœur, et vous montrer en son entier la perte que nous avons faite dans la personne de M. Hazard, notre confrère, mon oncle, mon maître et notre ami.

Si je cédois au premier mouvement de ma reconnoissance, je vous le montrerois faisant le bonheur de sa famille, et vous peindrois toutes les belles qualités de son ame; mais, dans le sein de l'Athénée des arts, je dois surtout appeler l'attention sur

____

(1) Je la donne ici telle que je l'ai lue le 22 août 1813 dans la 85.ᵉ séance publique de cette Société, dont l'approbation ne peut être suspecte.

ses rares talens, et je vais m'efforcer de ne parler de mon parent que comme s'il n'eût été que mon maître.

Il naquit à Paris le 8 juin 1758. Issu d'honnêtes commerçans, il reçut une éducation analogue à ses dispositions naturelles; il tenoit de son père un goût excessif pour les beaux-arts; il suivit long-temps l'Académie de peinture, et fut l'élève particulier de M. Durameau; mais la délicatesse de sa santé interrompoit trop souvent le cours de ses études, et fit prendre la résolution de lui donner un état qui, ayant quelques rapports avec elles, n'exigeât pas ces travaux longs et pénibles, auxquels doit se livrer tout entier l'homme aspirant à devenir un grand peintre.

Le choix de cet état est un trait d'originalité, qui prouve jusqu'à quel point l'amour des arts, poussé trop loin, peut aveugler même un bon père.

Notre ayeul possédoit une collection de tableaux dont un grand seigneur auroit pu tirer vanité. Il s'entouroit d'artistes, encourageoit la jeunesse de notre célèbre paysa-

giste, M. Demarne, de M. Drolingue, de
M. Boileau, peintre du prince régent d'Angleterre, et celle du sculpteur Chardigni;
mais, voulant donner un état à son fils,
au lieu d'en choisir un qui fît naître l'espoir
que la fortune récompenseroit un jour le
talent, il préféra lui faire apprendre à modeler l'émail, persuadé qu'un jeune homme,
instruit à la bonne école du dessin, sauroit
tirer un parti avantageux sous le rapport de
l'art, d'une matière qui jusqu'alors n'avoit
été manipulée que par la routine et l'ignorance.

Il avoit deviné juste; son fils eut des
succès étonnans; l'émail prit au simple feu
de la forge à chalumeau, et, sous son ébau-
choir en acier, des formes naturelles qu'il
n'avoit jamais eues. Des sujets gracieux modelés et peints avec autant de précision que de
goût, fixèrent l'attention des curieux, furent
recherchés des amateurs, mais toujours trop
peu appréciés en raison des peines et du
temps qu'exigeoit leur perfection.

Cette perfection dépendoit aussi de celle
des émaux que l'artiste devoit modeler, et

14*

pour l'obtenir plus sûrement, il étudia la chimie appliquée aux arts. Neri, Merret et Kunckel furent ses auteurs favoris. Ses progrès dans cette science firent naître son amour pour les autres; il suivit avec assiduité les leçons de physique de M. Charles, dont il avoit mérité l'amitié, et l'école de Médecine le vit souvent assister à ses cours.

Cependant il avoit déjà remarqué dans le cabinet de cette école des essais en émail de l'imitation de quelques maladies de l'œil humain. Leur auteur, M. Rho, possédoit ainsi que M. Auzon, le secret de remplir avec un œil artificiel l'orbite que recouvrent les paupières après la perte de l'œil naturel, et de réparer ainsi une difformité aussi désagréable à voir, qu'elle détruit la régularité des traits du visage.

Il s'étoit souvent arrêté avec étonnement devant ces produits d'un art dont il devoit deviner les procédés; enfin un jeune peintre, de ses amis, lui demanda un jour s'il seroit impossible à sa patience de lui exécuter un œil artificiel d'une forme moins gênante que celle de l'œil d'émail, dont il faisoit le plus douloureux usage. La réponse à cette question fut aussi vive que le *anch' io son pittore* du Corrège, à la vue de la Sainte Cécile de Raphaël. Elle fut suivie d'un aussi brillant succès, et pourtant notre jeune artiste-oculiste n'avoit jamais vu faire un œil artificiel ; il ne se doutoit même pas des procédés qu'on employoit pour imiter en émail le plus délicat, le plus merveilleux de nos organes, soit qu'on le considère en peintre sous le rapport de la variété de ses couleurs dans chaque individu, soit qu'on l'admire en physicien sous le rapport de son organisation et des effets surprenans de son mécanisme.

Partir de ce point d'ignorance où il se trouvoit pour vous entretenir de ses essais plus ou moins heureux, de ses recherches, de ses progrès dont la lenteur n'en soutenoit pas moins son courage ; vous décrire les procédés ingénieux et nouveaux qu'il a inventés ; vous le montrer soumettant à l'action du feu tous les oxides pour s'en composer une palette variée ; vous faire connoître l'expérience qu'il avoit acquise dans la chimie-pratique des émaux en les combinant les uns avec les autres, sans se tromper sur le résultat de ces combinaisons; vous expliquer par quel artifice heureux et comment, après avoir imité toutes les parties de l'œil humain, toutes les variétés des teintes de l'iris, celles de la sclérotique, et ces vaisseaux sanguins de la conjonctive, si fins, si déliés et d'un rouge si difficile à obtenir en émail; comment, dis-je, il est parvenu d'abord à placer l'œil artificiel sans occasionner la moindre douleur, et ensuite à en ménager les dimensions, de manière qu'il acquît sous les paupières les mouvemens de l'œil naturel; l'accompagner enfin jusqu'à la perfection de cet art qui a porté sa réputation et les produits de ses talens dans toute l'Europe où il n'eut pas son égal; ce seroit le seul moyen de vous faire connoître l'adresse et la patience éclairée de mon habile maître, mais ce seroit dépasser les bornes d'une notice et celles de cette séance. Je me contenterai de faire remarquer que, toutes les fois qu'il s'agit d'essais en émail, le peintre et le modeleur ont à surmonter des obstacles sans nombre. C'est du feu, de cet élément qui détruit tout, ou qui donne à tout une forme ou des couleurs nouvelles, qu'il faut savoir obtenir et des couleurs fixes et des formes exactes. Offrir le tableau des difficultés à vaincre, c'est donner une véritable idée du génie inventif de mon parent. Supposons donc un moment qu'un homme ordinaire entreprenne d'imiter l'œil humain, sans le secours d'aucun maître, quelque imparfaite que puisse être sa copie, ne la regarderons-nous pas comme une chose étonnante? Eh! que dire en voyant M. Hazard parvenir, avec aussi peu de secours, non seulement au but atteint de son temps, mais encore le surpasser et ne laisser aux autres aucune espérance de pouvoir jamais mieux représenter et les couleurs et les mouvemens de l'œil naturel.

Au sentiment d'admiration s'en joint un autre de reconnoissance. C'est à lui que nous devons la conservation de cet art. Il n'en étoit encore qu'à ses essais, lorsque M. Rho décéda sans avoir fait d'élève. M. Auzon, fils, renonça bientôt à l'état de son père pour entrer dans la carrière de l'adminis-

tration militaire, de sorte que M. Hazard
fut alors regardé comme le seul qui fît l'œil
artificiel dans la perfection. Cette réputation lui valut l'honneur d'être présenté à la
cour sous les auspices du respectable et
savant minéralogiste M. Sage. C'est en 1789
qu'il fit briller dans cette occasion la plus
grande dextérité en modelant, sous les yeux
même de la reine, l'image en petit du jeune
Dauphin, et devant le roi un œil en émail
de la couleur de ceux de la reine. Cette
faveur d'exercer ses talens en présence d'aussi
augustes spectateurs, lui mérita le titre
d'*artiste-oculiste* du roi ; mais le brevet ne
lui en étoit pas encore expédié, que c'étoit
déjà un sujet de proscription.

Il avoit terminé à cette époque son chef-
d'œuvre, et j'ose dire le chef-d'œuvre de
l'émail. C'est une statue équestre de Henri ɪv,
haute de onze pouces, dimension extraordinaire, eu égard à la matière, morceau
d'émail dont quelques parties, et entr'autres
la tête du bon roi, sont des modèles d'exécution. On n'a jamais rien terminé d'aussi parfait en ce genre.

Les travaux du figuriste en émail sont absolument étrangers à ceux de l'artiste oculiste, on en peut dire autant de l'art qui représente l'œil humain et de celui qui imite les yeux des autres animaux.

L'artiste le plus habile dans l'une de ces parties ne peut embrasser les autres qu'en se livrant à de nouvelles études ; M. Hazard ne vouloit négliger aucunes d'elles, ou plutôt il étoit appelé à les pouser toutes à leur dernier degré de perfection. Le génie des sciences s'étoit arrêté sur le beau sol de la France. L'histoire naturelle écrite par Buffon, Réaumur, Daubenton, professée publiquement d'abord par Valmont de Bomare et ensuite par tant de grands hommes, étoit devenue une étude générale. On s'occupoit de toute part à former des collectious des produits de la nature. Les préparations zoologiques avoient obtenu sous les mains de Réaumur lui-même les formes et les attitudes des animaux, dont elles étoient les restes privés de vie. Un art nouveau leur en donnoit l'apparence, mais il manquoit à cette imitation de la nature, celle des yeux de ces quadrupèdes, de ces oiseaux, de ces poissons, de ces reptiles, qui déjà paroissoient marcher, voler ou nager, ou ramper. Mon oncle entreprit de représenter ces yeux en émail, et malgré son talent à imiter l'œil humain, ce n'est qu'en 1809, et quand j'étois déjà son collaborateur depuis long-temps, qu'il parvint à rendre avec exactitude le feu qui brille dans les yeux de nos gros oiseaux et de nos grands quadrupèdes. Jusqu'alors il avoit été impossible de représenter l'effet de la cornée et de l'humeur aqueuse sur une iris d'une aussi grande dimension.

Alors l'Athénée des arts, qui déjà l'avoit reçu dans son sein, lui accorda dans sa 82.ᵉ séance publique, et comme le maximum des récompenses qu'il puisse donner à ses membres, une mention honorable et la lecture d'un rapport fait en sa faveur.

M Hazard étoit doué d'une adresse naturelle qui le faisoit triompher des difficultés de presque tous les arts. Il peignoit avec facilité et goût, il savoit manier le rabot et la lime, et n'étoit pas étranger à l'art du tourneur.

Telle est l'histoire de ses talens ; c'est avoir fait celle de sa vie ; elle leur fut consacrée toute entière......

Jamais homme n'eut un caractère plus doux et des mœurs plus honnêtes. Personne aussi n'eut jamais plus de modestie et de désintéressement. Il réunissoit toutes les qualités qu'exige l'état qu'il s'étoit donné. Prudence, discrétion, délicatesse dans les procédés, il jouissoit de l'estime de toutes les personnes confiantes en ses talens, et de l'amitié des premiers docteurs de la capitale. Une aisance modeste étoit le fruit de tant d'avantages ; il possédoit une épouse et une fille qui consacroient leur vie au bonheur de la sienne. Il étoit véritablement heureux, lorsqu'une maladie de langueur vint porter le trouble jusqu'à son ame : cette maladie accrut sa sensibilité naturelle, et cette sensibilité sa maladie. Eh ! comment l'homme délicat, qu'une disposition de ses organes altérés porte à la tristesse, pourroit-il échapper à l'affliction dans cette vie où les sujets de peine s'offrent à nous si fréquemment.

La perte d'un ami, la plus légère des

contrariétés conduisent au tombeau celui qui, dans un état de santé parfaite, auroit su trouver une sûre consolation dans les bras d'une épouse et d'une fille adorées... Elles reçurent son dernier soupir, le 15 septembre 1812. Il n'avoit que cinquante-quatre ans.

Je ne vous peindrai, Messieurs, ni leur douleur ni la mienne; notre seule consolation, c'est d'avoir vu sensible à notre perte chacun des membres nombreux de cette société , et toutes les personnes qui ont connu cet habile artiste, ce tendre époux, ce bon père, cet ami fidèle et cet excellent homme.

FIN DE LA NOTICE.

Burcard. David Mauchart *et respondente*
Philip. Adam. Haug, *dissert. de oculo
artificiali, Ekblepharo et Ypoblepharo.
Tub. Mart. 1749.*

PRETIOSISSIMAM corporis nostri partem oculos, ut qui lucis usu vitam distinguant a mor-
te, depraedicavit *Plinius* (1) eosque vigentes
summum extulit bonum *Serenus* (2) ita ca-
nens :

*Summa boni est alacres homini contingere visus,
Quos quasi custodes defensoresque pericli
Prospiciens summa natura locavit in arce.*

Nemo sane hujus boni pretium incompa-
rabile rectius aestimaverit, nisi qui caecitatis
in miseriam inciderit. Plurimi verba *Tobiae*
(3) caeci facti mutuabuntur : *quonam ego
gaudio exultem, qui in tenebris sedere cogor
et lumen coeli videre nequeo?* Impia plane
stolidaque suam caecitatem tulit impatientia
Monialis Abassina, in Africa, referente *Lu-
dolfo,* (4) utpote quae a Clerico Romano ad

----

(1) C. Plinii Sec. Hist. Mund. lib. 11. c. 37.
(2) Q. Serenus, de re med. carm. 14.
(3) Tob. v. 13.
(4) Job. Ludolf. Historia Ethiop. li. 3. c. 3.
addit. de monialibus.

amplectendam religionem latinam adacta , sub comminatione damnationis æternæ , respondit : se illuc sua sponte pergere , neque enim locum sibi in cœlo dari , quod male sibi cum Deo conveniat , ideo quod visum sine ulla culpa sua amisisset. — Paucissimi vero æmulabuntur vel *Timoleontem* (1) , qui postquam lumina oculorum amisisset , hanc calamitatem ita moderate tulit , ut eum querentem nemo audiverit ; vel nostrum olim Jac. *Schkigum* (2) , qui ultimo vitæ decennio penitus visu privatus , opem , quam aliquis obtulerat ocularius , hoc repudiavit responso : se multa in vita vidisse , quæ maluisset non videre , optare se ad nonnulla etiam surdum fuisse.

Immo cum præter hasce primarias oculi , ab acie visus derivatas , laudes, *pulchritudo hominis maxime in oculis consistat* (3) : circa oculos autem Charites non tres juxta Hesiodum , sed decadum tripudiet decas (4) , facile patet ; quot quantæque requirantur conditiones ad laudabilem , omnibusque numeris

---

(1) C. Nepos de excel. Vir. de Timoleonte, c. 4.

(2) Paul. Freheri Theat. Vir. erud. clar. p. 1287.

(3) Achilles Tatius ita statuit. l. 4. allegatus a Franc. Junio de pictura veterum , in-4. Amstel. 1657. p. 255. Erit ille Tatius , qui libros VIII. Ἐρωτικῶν τῶν περὶ Λευκίππην καὶ Κλειτοφῶντα scripsit , teste Fabricio in Bibl. græc. vol. 6. p. 812.

(4) Aristænet. Epist. l. 1. epist. 10.

absolutam oculi formam , et ocularii quidem
bulbi non solum, sed reliqui etiam visus organi,
quod vocant, adæquati, palpebrarum nempe,
ciliorum atque superciliorum. Attonitus ergo
quærit *Plautus* (1) ,

> *quis hic est homo*
> *Cum collativo ventre , atque* herbis *oculis?*

Et *Juvenalis* (2) minores oculos, nimis quidem acerbe , perstringit , sic invectus :

> *Si verum excutias, facies, non uxor amatur.*
> *Tres rugæ subeant , et se cutis arida laxet.*
> *Fiant obscuri dentes , oculique minores ,*
> *Collige sarcinulas , dicet libertus , et exi !*

Scilicet quod ait *Ovidius* (3) :

> *Comibus est oculis alliciendus amor!*

§. 2. Minime ergo mirum videri debet ,
quod *Terentius* (4), jam de feminis sui ævi
conquestus est: mulieres dum moliuntur, dum
comuntur , annus est ! Muliebris enim sexus
formæ potissimum studiosus, et qui pariter
suo sensu ,

> *Principibus placuisse viris non infima laus est ,*

suas formæ dotes vel ostentando , vel eve-
hendo , vel vitia corrigendo , vel hæc pal-

---

(1) Plautus in Curcul. act. 2. scen. 1.
(2) Juvenal. Satyr. 6. vers. 145.
(3) Ovidius de arte. 1. 3. vers. 510.
(4) Terent. Heavtontim. act. 2. serm. 2. v. 11.

liando saltem, quæ non molitur ? Et circa
oculos quidem, mox pilos, inter supercilia
in radice nasi progerminantes, studiose evellit:
mox ipsos superciliares in concinnum inflectit
arcum, vel prælongos resecat, vel clavam et
impilem fere superciliorum sedem resarcit,
adglutinatis, scite in formam supercilii com-
positis alienis pilis, vel rufescentes, quin albi-
dos nimis, nigro tingit colore : mox ciliares
pilos in rectas quasi hastas turpiter extensos
incurvat extrorsum, et quæ sunt alia ad orna-
tum atque fucum comparata, quibus longam
non minus ac sedulam navat operam.— Modo
et viri, quas forma tamen neglecta decet,
hujus studii contagio non essent infecti ! An-
tiquissimos cosmeticæ artis heroes tacco, e. g.
Paridem, Priami filium, qui, teste Philos-
trato, in heroicis oculos pingebatur : *Sarda-*
napalum, qui, teste Athenæo, fucatis pingebatur oculis et superciliis, etc. Nostra etiam
ætate comptorum non exiguus est numerus.
Quid, quod et luridæ, et cum atro carbone
certantes *Arabum* atque *Æthiopum* facies
oculique fuco, ex antimonei crudi polline
et madida fuligine commixta, tam generaliter
et copiose perlinantur, ut, proverbio illis
nationibus solenni, dicantur integri antimonii
montes in hanc rem consumi (1)?

§. 3. Si vero et his mulieribus aliquid est
dandum, multo excusatiores videbuntur me-

---

(1) Ludolf. Hist. Æthiop. in comment. ad l. 1.
c. 7. Nr. 51. p. 109.

dici

dici et chirurgi , qui et ipsi oculorum arti cosmeticæ atque chirurgiæ cultorum , quam vocant, operam dare solent in illis casibus , ubi non aliqua solum fœditas oculorum , quæ adscientibus nauseam movet vel contemptum , est emendanda , sed et visus aliquando simul adjuvandus. In nupera Disput. de Staphilomate monuimus, hoc aliquando propter insignem fœditatem manu chirurgica esse rescindendum , quin et totum fere bulbum oculi extirpandum.—Sive ergo artificiali excisione , sive spontanea destructione et collapsu integer bulbus , aut maxima certe pars ejus perierit , heu quam deformi fœdaque crypta profundiore tunc hiat orbita , quam turpiter subsident palpebræ , quantis jam circumfunditur tenebris ille , qui prius coruscare solebat, scintillantis stellæ vortex ? Unde nec ægro , nec ophthalmiatro potest vitio verti , si enormem hunc defectum quavis arte nitantur resarcire. — Adscititio , s. artificiali id fit oculo , qui deficientis vices supplere , excepta videndi potentia , debet. Neque tamen ejusmodi hëic requiritur artificialis alias quoque dictus oculus, quo *vel* partes oculum constituentes artificiose, et tornatione potissimum ex ebore aliaque materia distinctæ , separabiles , et una eademque theca globosa involutæ effinguntur, quales fuere , quas e. g. *Fabr. Hildanus* (1),

(1) G. Fabric. Hildani oper. omn. in-folio. Fft. in cent. 2. O. 1. pag. 76. s. it pag. 955. s. Epist. 15.

Verle (1), *Zichius* (2), *Wormius* (3) et alias
passim E. N. C. et A. E. L. sistunt, atque iis,
qui anatomen incruentam sectantur, quando
et quotiescumque libet, repetendam se com-
mendat: *vel* talis oculus artificialis, quomodus
visionis per regulas opticas atque dioptricas
mechanico explicatur, qualem machinam,
ejusque construendæ, ac in usus vocandæ
modum describit, e. g. *Hambergerus* (4). *Vel*
denique talis, e vitro conflatus, quo hodierni
artifices Parisini plurimis distinctis exempla-
ribus et speciebus plurimas morborum oculi
species æmulantur, qualibus a paucis annis
exornatur Theatrum anatomicum Argenti-
nense.

§. 4. Iste vero nobis hic intelligitur artificialis oculus, qui dextra artificis manu paratus,
et magnitudine, colore, ac aliquali motu, naturalem istius hominis oculum referens possit
substitui in locum deperditi. *Taliacotii* (5)
artificio, quo laboriosissima ac ingeniosissima

---

(1) Jo. Bapt. Verle, Tornator Venetus, de
Anat. artif. oculi. an. 1674. in bibl. anat. Man-
geti. t. 2. p. 366, etc.

(2) *Steph. Zick, mecanische Beschreibung des
Kunst-Auges.*

(3) Olai Worm, Museum Wormian. in - fol.
Lugd. Bat. an. 1655. pag. 387. §. 2.

(4) G. A. Hamberger, fascic. Diss. acad. phy-
sico-mathemat. in-4. Jen. 1708. p. 165. s. §. 2, 3.

(5) Casp. Taliacotius de Curtorum chirurgia.
in-fol. Venet. 1597.

methodo per insitionem, nasos, auriculas, labia oris truncata restituit e traduce vivæ carnis humanæ felicissime, cujusque vestigia secuti sunt alii, vel hinc tamen in oculi deperditione locus non est, quod si vel maxime reliquiis et radici bulbi deperditi novum liceret globum adsuere ac conferruminare carneum, nullus tamen oculi naturalis vel color vel nitor posset conciliari. Sed alia potius instrumenta, machinas atque concavas effinxerunt patellas, quæ in superficie convexa, s. externa, coloribus, naturalem æmulantibus oculum, obducta, vel palpebris imponebantur extus, vel supponebantur in orbitæ ostio, illa *ecblephari*, hæc vero *hypoblephari* artificiales oculi satis apposite vocantur (1).

§. 5. Quis primus sit autor hujus artificii haud certo nobis constat? Nescimus enim, qua suffultus autoritate *Woolhusius* in suis asserat dictatis, jam inde a temporibus Ptolemæi Philadelphi morem viguisse, illum substituendi in locum ocularii bulbi, abscessu, suppuratione, vel aliunde consumti, oculum artificialem varii generis? Et quando laudatus idem Woolhusius prætendit, in historia Æthiopiæ mentionem fieri alicujus artificis, qui fabrefactis ex auro suppositiis oculis magnas acquisiverit opes, non addit, apud quem

---

(2) Woolhusius asserit, his vocabulis usos veteres Græcos, sed in nullo invenire hæc, pariter ac totam de oculo artificiali supposititio doctrinam, potuimus.

Æthiopicæ historiæ autorem hæc legerit? Nos
certe in Ludolfi historia Æthiopiæ, quam ex
aliis compilavit autoribus et ipsius cujusdam
indigenæ adauxit ore, ac ipsa Woolhusii
ætate, nimirum A. 1681. edidit, nullum hujus observationis vestigium deprehendere potuimus.

An ethnici sua olim Deastrorum simulacra
atque idola oculis instruxerint artificialibus
supposititiis hypoblepharis, inquirendum ac
decidendum relinquimus in historia antiquita-
tum versatioribus? Ex autopsia confirmavit
nobis Excell. Dn. Dr. *Gmelin*, Petropolitanus
celeb. Professor, gentibus idololatricis Sibiriæ,
Tartaris, Tungusis, Burætis, Jacutis, Samo-
jedis in usu esse, idolis, quæ sibi ex centoni-
bus ad effigiem humanam rudi valde Minerva
consarcinant aut e ligno scindunt, oculos
etiam adaptare, qui constent e globulis, co-
rallinorum globulorum more e vitro aut
plumbo effictis. Apud Wogulos etiam et Os-
tiaccos, antequam christianæ religioni nomen
darent, eundem viguisse morem. Ex *Aristo-
tele* (1) quidem patet, quod ipsius tempore,
sic dictis nevrospastis, s. imagunculis hominum gesticulatoriis, (quas Galli hodie vocant
des marionettes), oculos supposuerint artificiales, eosque versatiles: ita enim eas describit, ex Apuleji versione: qui in lineolis hominum figuris gestus movent, quando filum
membri, quod agitari solet, traxerint; tor-

____

(1) Aristot. de mundo.

quebitur cervix, nutabit caput, oculi vibra-
bunt, manus ad ministerium præsto erunt,
nec invenuste totus videbitur vivere. — Vidi-
mus ipsimet passim supposititios tales oculos
in exenteratis, variorum brutorum, avium,
equorum etc. exuviis, ipsius quoque hominis.
Pinacotheca Stutgardiensis nostra exhibet ni-
tidissimum automatum, ex argento effictum,
quod refert Regem Gustavum Adolphum equo
insidentem, et, juxta alios brachiorum atque
capitis motus, supposititiorum quoque oculorum adductorios atque obductorios. Sed tran-
seant hæc, forsan nimis longe perita! — E
Pitisci Lexico antiq. rom. T. 2. p. 174, locus
subit memoriam, ubi tradit: fuisse etiam me-
dicos ocularios statuarum, qui, licet his oculi
nunquam dolerent, tamen oculorum curam
in ipsis gesserint: atque hos fuisse oculorum in
statuis repositores, quos cum excidissent,
denuo reposuerint in sua loca. Unde apud
Plutarchum de Pyth. orac. p. 397. E. legatur:
Ego similium memoriam casuum renovavi,
qualis est, quod oculi e statua Hieronis Spar-
tiatæ exciderunt, antequam ille ad Leuctra
occubuit. Hæcque Plutarchi verba illustrantur
inscriptione, adducta a Spon. Miscel. Erud.
antiq. Sect. VI. pag. 232.

 M. RAPILIUS SERAPIO HIC
 AB ARA MARMOREA
 OCULOS REPOSUIT STATUIS
 QUA AD VIXIT BENE.

 §. 6. Dolemus vero, quod a paucissimis
medicis et chirurgis, ipsisque etiam illis, qui

oculariæ medicinæ expressam navant operam,
hæc de oculis artificialibus doctrina vix sum-
mis attingatur digitis a plurimis sicco pede
prætereatur, atque sic a nemine, quantum
novimus, pro dignitate exhauriatur. E plurimis sane, quos consuluimus, auctoribus, non
nisi sequentes allegabimus, qui aliquam, sed
ut plurimum nimis brevem atque mancam
injecere mentionem, alio se referente ad
alium. *Parœus* (1) oculi factitii materiam, figuram, species et applicandi modum sic refert
additis iconibus : amissi oculi deformitatem
hac arte poteris celare, si curato et sanato ul-
cere, in excussi effusive aut consumti locum,
alium factitium aureum, argenteumve opere
tectorio expolitum, sic encausto pictum subs-
titueris, ut nativi oculi perluciditatem et
gemmeum decorem habere videatur. Quod si
talem vel nolit æger, vel casu aliquo impeditus
orbita non possit admittere, alium hac via
parare licebit. Virgula ferrea flexilis et in-
curva præsto erit, ei similis, qua mulieres
passos alioquin crines coercere et revincire solent : quo scilicet arctius aut laxius dimidium
caput, cui cingendo ab imo occipite supra
auriculam, ad majorem oculi angulum cir-
cumponetur, constringere queat. Hæc serico
obducta, utraque extremitate latiuscula erit,
ne quam partem acumine pungere et premere
possit. Sed ea, quæ vacuæ orbitæ obducetur,

____

(1) Ambros. Parœus. Oper. chir. fol. Fft.
1594. l. 22. p. 648. s.

erit latior et tenui aluta obducta, ut, in ea
pictoris arte, oculi amissi colores expressi
ipsum adumbrare possint. *Sennertus* (1) pau-
cissima habet, ad Paræum provocat, et ex
Minadoo refert, hunc Bizantii vidisse fœmi-
nam, quæ uno oculo deficiente factitium ex
argento, tectorio opere adeo expolitum et
pictum, insertum habebat, ut verum magnitudine, luciditate, colore æquaret. *Jesse-*
nius (2) Paræum paucis mutatis verbis exs-
cribit, nihilque novi addit, nisi quod Vene-
tiis aurifaber quidam Florentinus oculos supposititios, mira subtilitate fabrefactos, vendat
sex aut septem coronatorum pretio.

Wormius (3) in suo asservat museo oculum artificialem vitreum, quem sic describit:
oculi humani structura vitrea, quæ inservire
potest iis, qui monoculi sunt, aut vitium aliud
contraxerunt : ut hoc commode pallietur,
ovalis ferme est figuræ, concavæ, eam oculi
partem, quæ extra palpebras prominet, coloribus vivis repræsentans, vitro inustis, ut
deleri nequeant parte convexa. Sed concava
plumbo obducitur, ne veri oculi reliquias
lædat. Hic vitreus rite applicatus et palpebris
insertus, ad motum veri oculi moveri potest,
et omnem deformitatem tollere. *Franck de*

---

(1) Dan. Sennertus. Pract. Med. l. 1. p. 3.
s. 2. c. 40. p. 881. in-4. Witteberg. 1627.
(2) Jo. Jessenius ab Jessen. Instit. chir. in-8.
Witteberg. 1601. s. 4. p. 102. b.
(3) Ol. Worm. supra citat. Mus. p. 362.

Frankenau (1) nihil agit, nisi ut laudet, oculos deficientes compensari oculis vitreis aureisve expolitis et pictis, ut tam forma, quam luciditate genuinorum formam exprimant, et alleget Paræum, Sennertum, Wormium et Lamzweerdium. *Lamzweerdius* (2) vero, quem licet alii de oculo artificiali tractantem laudent, tamen non nisi actam agit, et Paræi icones et descriptionem e forma majori cogit in minorem. Denique, (tædet enim pluribus inhiando auctoribus porro ceu hiantes deludi corvos), bigam subnectemus e recentioribus : *Primo Nuckium* (2) qui hæc habet : oculus artificialis est hemispherium aliquod ex vitro confectum atque ita coloratum, ut cum facie oculi externa plane conveniat. Ex lamina quoque argentea aureave excavata et vitrea crusta, (quam Batavi vocant amilieërsel), obducta, oculi colorem superficiemque æmulante, componitur, atque infra, (sub) palpebras oculi affecti capsula illa artificialis, ac si oculus sanus esset, movetur.

---

(1) G. Franck de Frankenau. Satyr. med. in-8. Lips. 1722. in disp. med. de restitutione in integrum. §. 3. p. 500.

(2) In Sculteti Armamentar. c. observ. Lamzwerdii et Verduini, novissime iterum edito per Joh. Christoph. de Sprœgel. in-8. maj. Amstel. 1741. in append. Instrument. tab. 9. et p. 374.

(3) Ant. Nuck in experimentis chir. c. de oculo artific. quæ notis illustravit Bass in edit. Halens. in-8. an. 1728.

Longe tamen præferimus hemisphæria illa ex
vitro confecta, quod splendorem suum rectius servent, quam hæ capsulæ vitro obductæ,
facile colorem suum ab humore oculum irro-
rante, mutantes. Hoc autem ut felicius pera-
gatur, ante applicationem oculi artificialis,
applicetur prius lamina quædam plumbea,
eodem modo excavata, quam per biduum aut
triduum gestat patiens, ut ita male consti-
tutus oculus ejusmodi capsulæ vel vitreæ, vel
aureæ deinceps applicandæ, sensim adsuescat :
Secundo Yvesïum (1) qui ad calcem sui tractatus de morbis oculorum de artificiali supposititio oculo nihil quidem tradit aliud, nisi
quod ille in posteriore sua facie debeat esse
concavus, satis amplus et naturali illius hominis oculo quoad magnitudinem, formam et
colorem similis, sic, ut suo loco debite repo-
situs a naturali non possit distingui, id quod
ipsi, quotiescumque susceperit talem oculi
artificialis applicationem, e voto successerit.

§. 7. Quamvis autem denique celeber.
Heisterus (2) singulari capite de oculis artificialibus paucis paragraphis plura, quæ ad
rhombum faciunt, expediverit, non tamen
videtur hoc thema voluisse exhaurire, in tanta
objectorum universalis chirurgiæ copia, sed
aliis haud sterile spicilegium relinquere, præsertim cum oculi artificialis ecblephari ne ver-

---

(1) De St.-Yves. Traité des Malad. des yeux.
in-8. a Paris, 1722. p. 2...34. p. 372.
(2) L, Heisterus in chirurg. lat. p. 635. s.

bulo mentionem injecerit. Igitur non ingratum fore, quibus ophthalmiatria curæ cordique est, speramus, si quid e celeber. Ophthalmiatri illius Woolhusii et Præsidis hujus disputationis observatis et reflexionibus de *Oculi* adscititii, *artificialis, indicantibus, materia, forma, usu, commodis* atque *incommodis* depromptum jam superaddamus supplementum.

Indicans et *finis primarius* propter quem hæc chirurgiæ pars , quæ πρότεσις sive appositio audit, exercetur, est fœditas et notabilis deformitas bulbi ocularii, quæ hominem illum a conversatione cum aliis, maxime in aula et gynæceo, removet, aut altiorihus fortunæ gradibus excludit, ut sic ad dissimulandum et celandum tale vitium succenturato artificiali oculo cogatur uti. *Variæ* sunt hujus *difformitatis species. Vel* enim maxima bulbi ocularii pars anterior, *vel* totus bulbus periit e morbis oculi, e. g. abscessu oculi, orbitæ, crepatura oculi, aut vulnere quodam, aut operatione chirurgica, e. g. extirpatione oculi; *vel* bulbus successive per tabem ita contractus et consumptus est, deperdito simul visu, ut in exilem globulum quasi sit concentratus : quo exiliorem vero ad molem redactus est oculi bulbus, eo palpebræ, superior maxime, subsident magis. *Vel* cornea saltem tunica cicatricibus maculisque misere defœdata est, etc. — Concurrere potest, soletque alius etiam scopus duplex, nimirum ad arcendum frigus ab ingressu in orbitam hiantem atque vacuam , et impediendam manationem atque exundationem seri lacrymalis , quod in orbitam inanem magna parte diffluens ex angulis oculi dehinc, foeda illuvie, depluit per genas.

§. 8. *Materia et figura*, ex qua oculus parari solet adscititius, variæ sunt , habito respectu non solum ad hujus diversum speciem , quatenus est vel ἐκβλέπαρος vel ὑποβλέφαρος , §. 4 , sed etiam in utralibet specie, præsertim ὑποβλεφάρῳ. Illius quidem , *apposititii externi* , palpebris extus applicandi *materia* est diversa et triplex, ferrea scilicet , chalybea , quoad virgulam flexilem, crinale referentem, serica , qua virgula ferrea obducitur, et coriacea , hæcque scite picta referens oculum naturalem , ut patet ex eis ; quæ §. 6 attulimus e Paræo. Qualis ex hac machina resultet figura et magnitudo , patet tum ex allata descriptione tum e figura, quam icone dedit expressam Paræus. Virgulæ ferreæ extremitas anterior , quæ palpebras obtegat , latior est , ea magnitudine, quæ toti orbitæ et palpebrarum peripheriæ sufficiat oblevandæ , aluta vero tenui obducenda , in qua non solum anterior bulbi ocularii pars, sed et caruncula lacrymalis , palpebræ ac cilia , juxta typum naturalis istius hominis oculi, pigmentis exquisite referantur. —Supposititii, *hypoblephari artificialis* oculi, palpebris supponendi *materia* olim fuit a potiori ex *auro argentove* , et pigmentis, quæ naturalem oculum imitentur, obducto, vel ordinariis, oleo dilui solitis, vel vitrescentibus,

dum igni exponuntur, arte encaustica, qualem
parandi modum Galli vocant: *emaillé*; Ger-
mani *Schmelz-Arbeit, geschmelzt*. A seculo
autem fere substituerunt artifices merum vitrum, sed coloribus debite temperatum, ocu-
lumque referens naturalem sic, ut per me-
diam anteriorem superficiem, quæ tunicam
repræsentat corneam, resplendescat naturali
suo colore iris, pupilla vero in medio trans-
pareat tanquam orbiculus niger, atque cir-
cumfusam tunicam conjunctivam æmuletur
vitrum albido colore, aliquando etiam ruben-
tibus venulis circa angulos oculorum in ea
expressis, tam exquisite, tam nitide pro-
fecto, ut debite sub palpebras adaptatus ejusmodi oculus artificialis vitreus naturalem oculum ex asse referat, maxime si et, quod in
plurimis casibus effici potest, aliquis artificiali
huic oculo motus concilietur. — Applicuit
talem subinde Præses ægris monoculis, ut
mangonii adhibitis fraudis chirurgicæ etiam
bene gnaris difficillimum fuerit a vero sanoque
oculo artificialem distinguere. Mirifica hæc
similitudo effecit, ut rustica quædam, cum
ipsi Præses oculum applicaret artificialem,
ejusque exquisitam cum naturali similitudinem attoniti mirarentur et deprædicarent
adstantes spectatores, cœperitque sanum clau-
dere oculum, novo autem et artificiali suo
circumspicere, et aciem visus, quem scilicet
pariter recuperandum somniabat, explorare,
tandemque suspirans exclamare : Ego vero
nihil video. Lepidum sane caput!

§. 9. Supposititii, *hypoblephari*, artificialis *oculi magnitudo* respondeat necesse est spatio orbitæ, quod sub palpebris relinquitur, ætati vel et reliquiis deperditi bulbi ocularii naturalis, majoribus vel minoribus, plus minus vel æqualibus vel tuberculosis : *longitudo*, quæ transversim ab angulo interno ad externum excurrit, est ordinarie pro adulto 9 vel 10 linearum, ad summum unius pollicis, linea perpendicularis per centrum convexitatis ducta 7, 9 vel 11 linearum. *Crassities* laminæ, quæ oculum hunc constituit, in medio, quo iris et pupilla repræsentatur, est 1 1/2 vel duarum linearum, in tota reliqua substantia et ambitu vix ultra dimidium linæ unius. — *Figura* refert hemispherium ellipticum, convexo-concavum, et patellam quasi profunde concavam intus, extusque convexam, sive naviculam æmulatur. *Pondus vitrei* talis *oculi* raro superat vigintiquatuor, vel octo grana, ex auro autem confectus non potest non unam vel duas fere drachmas pendere.

§. 10. Requisitæ dotes ac *qualitates* oculi *hypoblephari*, sive e metallo quodam; sive è vitro parati, *plures* sunt attendendæ: præter enim *exquisitam similitudinem* cum naturali oculo, respectu coloris atque *quam minimam gravitatem*, necesse est, ut is in utraque superficie, convexa pariter ac concava, politus et *levissimis*, ne palpebris, carunculæ et glandulæ lacrymali et bulbi ocularii reliquiis, ulla molestus fiat asperitate et frictione : hinc

non minus in toto limbo obtusis atque laevi-
gatus , maxime in angulo , quo carunculum
attingit lacrymalem : *pars* hujus oculi artificialis , *coujunctivam referens , loco suo superiore* , quo glandulae lacrymali subjicitur ,
latiusculus est effigendus , ut toti glandulae illi
substernatur, ne limbo utcumque polito , inae-
qualiter premat frixetque glandulam : e contra-
rio in *tota* sua *regione inferiore ,* conjunctivam
aemulante , et qua contingit superficiem palpebrae inferioris ; *altitudinem minorem* obti-
nere, s. angustior debet esse, quoniam palpebra
inferior non tam altè in orbitam expanditur,
et naturaliter multo minorem obtinet altitudinem ,·quem superior palpebra , insuper
vero etiam hæc ipsa , multo mobilior·inferiore
palpebra , nimis deprimeret atque defigeret
oculum artificialem in basin palpebræ inferioris , quemadmodum enim huic palpebræ
callus scirrhusve posset tandem induci, sic , ex
irritatione, frictione et attritu nimiis glandulæ
lacrymalis, perpetua illacrymatio, aut inflam-
matio : ex irritatione carunculæ lacrymalis ,
Encanthis, in cancrosam denique maligni-
tatem degenerans : e nimia pressione , frictione, irritatione reliquiarum bulbi ocularii
atque periostii orbitæ, præter dolorés lanci-
nantes, in ipsum quoque transeuntes oculum
sanum , variæ fluxiones , inflammationes ,
intumescentiæ , scirrhosæ indurationes pede-
tentim enascerentur. — Cæterum et magnitudo et figura oculi artificialis hypoblephari
respondere debet exacte ostio orbitæ vacuæ ,

atque naturalis oculi magnitudini et convexi-
tati, aliquando et moli ac figuræ contracti et
corrugati naturalis bulbi ocularii. *Pupillæ
diameter* in oculo artificiali effigenda est ad
normam mediæ amplitudinis pupillæ in illius
hominis sano oculo, qualis esse in moderata
luce solet. Qui vero debite *conflatus* est, *e vitro
palmam proerepit* omni alii, e metallo fabre-
facto, quantumvis arte tectoria et encaustica
nitidissime incrustato, nimirum levitate, nitore
(colores enim inusti non sunt diaphani) exqui-
sita similitudine, minore frictione ac grava-
tione, splendoris autem majori durabilitate.
Ob ipsam tamen suam fragilitatem non minus,
quam ob splendoris post annos aliqualem des-
ciscentiam, imo et munditiei gratia, ut nempe
sufficiens illum abstergendi et dessiccandi tempus suppetat, e re est, bigam, vel trigam
ejusmodi oculorum simui comparare.

§. 11. Si ab artifice tali oculario longius sit
æger remotus, mittat ei pictum in carta oculum, qui sani sui colores exprimat, addatque
hemisphærium concavo-convexum, e lamina
plumbi conformatum ea magnitudine et figura, quæ facto experimento, huc quadrent,
securus de felici perfectaque imitatione, totque
expetat exemplaria quot voluerit. Servare
autem sibi quoque solet artifex exemplar,
adjecta schedula, quæ nomen et habitationem
ægri significet, ut si huic in posterum suppetiis
opus sit, solis requisitus litteris novos trans-
mittere possit oculos artificiales. Ob eam rem
augescit quidem pretium, sed æger tanto

redditur certior de faciliore, quotiescunque opus fuerit, parabilitate. Solet enim ejusmodi artificum tota supellex vitriaria atque ocularia vel hæreditate, vel venditione, ad alios transire et novi possessoris nomen in novellis publicis annunciari, imo et veteris nomen, licet mortui, subinde tabernis adscriptum conservari. Is certe mos Lutetiæ Parisiorum eo tempore, quo ibi celeber Woolhusius atque præses hujus disputationis degebant, obtinuit.

§ 12. Sed de *novi oculi*, *artificialis* nempe, *idonea sede* jam monenda quædam prius sunt, quam ad modum et cautelas ipsius repositionis progredi liceat. Non licet enim promiscue cuivis bulbo oculi naturali, e. g. cicatricibus corneæ defœdato, vel ex staphylomate prominenti vel iride, diverso ab alterius oculi colore distincta prædito, vel alias deformi, oculum statim imponere artificialem hypoblepharum, partim ob graves frictionis et irritationis rationes, a quibus vitrei humoris dissolutionem, lentis crystallinæ indurationem tantum non lapideam, corneamve, hincque acutissimos dolores, abscessum orbitæ, quin cancrum minatur expertissimus *Woolhusius:* partim ob instabilem et elisioni toties obnoxiam ejus detentionem. Unde vel abstinere ab oculi artificialis suppositione, vel commodam prius oculo naturali molem et figuram operatione chirurgica conciliare opportet. Itaque non solum in hoc, sed et illo casu, quo extirpatio oculi aliis e rationibus gravioribus indicatur, sciscitari prius decet, an æger posthac suppositum sititium gestare contendat oculum, necne? Si enim huic inhaereat voto, reliquiae bulbi ocularii incisi, circumcisi, vel excisi, vel aliunde, per suppurationem e. g. destructi, sic concinnandae sunt, ut bulbulus quidam remaneat (nisi alius obex impediat), qui intra concavitatem artificialis oculi commode condi, huicque motus sui partem communicare valeat.—Neque par est oculum indere supposititium, antequam bulbi naturalis reliquiae sint omnino consolidatae et quasi indolentes redditae, aut periostium orbitae penitus detersum sit atque consolidatum, palpebrarum interna superficies, eo locorum, quo adhaesit conjunctivae, oculi, cicatrice fuerit obducta, caruncula vero lacrymalis, quae post oculi jacturam ex hypopyo vel alio oculi abscessu, diu perstat tumida, plane detumuerit.

§. 13. Hisce ex arte praemissis paratoque nido, jam facili negotio et palpebris supponitur, et, quoties opus est, eximitur iterum oculus artificialis. Nimirum *oculus* hic *artificialis supponitur* palpebris, elevata aliquantum, sponte, vel ope digiti, palpebra superiore, et detracta vel parum eversa inferiore. Digitorum vices agere potest specillum in apice latiusculum, et leviter incurvatum, ex ebore, ligno buxi, vel juniperi, vel argento paratum, probe laevigatum. Spatium sibi debitum tunc sponte occupat, vel mediante specillo ac motatione palpebrarum in suum locum facile componitur. Sunt qui concavitatem oculi artificialis obducunt plumbo, ad exemplum Wor-

miani oculi, § 6. Sunt alii qui eamdem inves-
tiunt in centro concavitatis aliquot petiolis
complicatis, in forma splenii, serico cons-
tantibus. Nos hæc vel supervacanea et molesta
judicamus, si oculus artificialis debite juxta
conformationem orbitæ, et bulbi naturalis
reliquias sit adaptatus, vel commodius multo
utiliusque adglutinari concavo oculo massu-
lam alicujus emplastri desiccativi, e. g. de lap.
calam. quæ superfluum pro lubitu expleat
vacuum. — Cum iterum fuerit *orbita exi-
mendus*, detrahitur aut evertitur nonnihil
palpebra inferior, et extremo acus capitato,
sub oculum artificialem ibi subdito, facile
extrahitur et in subjectam manus volam, seu
latius gossypii stratum excutitur, atque tum
sani hominis saliva et linteolo undiquaque
abstergitur, atque in scatula gossypio invo-
lutus asservatur ad novam usque repositionem.
Munditiei hoc studium summopere commen-
damus, tum ut splendor ejus, maxime in
convexa superficie, diutius conservetur, tum
ne adhærentes impuritatum particulæ et la-
mellæ inteverascentes acrimoniam contrahant
eaque orbitam et reliquias bulbi naturalis
inquinent.

§. 14. Oportet vero *singulis* minimum *nyc-
themeris*, noctu cubitum ituros, *oculum exi-
mere* artificialem, partibus in orbita quietem
a frictione quantumcunque placida, conce-
dere, et collectæ in orbitæ fundo ac lateribus
colluviei seroso-saniosæ exitum procurare, et
glutinosam, ciliis impactam, *materiem* spon-

gia *abstergere*, aut dentiscalpio excutere. Sed
opus est subinde ulteriore et sedula *totius orbitæ expurgatione*, et nimiæ fluxionis exsic-
catione. Suadet in hunc finem *Woolhusius*,
periodos grana hormini circiter quadraginta
disseminare in orbita per noctem, et subsequo
mane impuritatibus orbitæ turgefacta everrere
auriscalpio benepolito, ex ebore parato : aut
instillare ungt. de lap. calam.ungt. Woolhusii
compositum, aut ungt. e troch. alb. Rhas.
in pollinem redact. scrup. 1 atque cum butyr.
Majal. lot. unc. 3. in consist. unguenti redac-
tis, quod tanquam excellens remedium pro
exsiccanda, cicatrizanda (sit venia verbo),
atque in laudabili statu conservanda orbita
deprædicat, collyria vero (ordinaria vitrio-
lica, stimulantia vel alias nimia humectatione
nocitura subintelligens procul dubio), cane
ac angue pejus fugienda præcipit. Suadet et
faciendas *in orbitam* aliquando modicas *injec-
tiones* tepidas ex. aq. rosar. sic tamen, ut
nihil de hoc humido medicamentoso relinqua-
tur in orbita.—Putamus nos, orbitam optime
mundificari posse, præsertim a tenaciori vis-
cosa et quasi purulenta lympha, si, post
factam injectionem tepidam ex infuso euphra-
siæ et flor. hyperici, extersoria blande circum-
ducatur orbitæ spongiola, mollis, detrita,
virgæ balænariæ apici alligata, et mox laudato
infuso leviter imprægnata.

§. 15. *Commoda oculi artificialis* hypoblephari, et vitrei maxime, huc redeunt : quod
turpissimus oculi naturalis defectus tam egre-

gie pallietur et tegatur, ut nemo advertat vel
attentissimus : magnitudo enim, figura, co-
lorque ad vivum, imo et ipse motus resarti
sunt. Omnes vero naturalis oculi motus, qui
saltem a musculis quatuor rectis proficisci
possunt, tanto plenius refert hic artificialis
oculus, quo et reliquiæ naturalis bulbi, cum
musculis suis connexi, majori supersunt por-
tione, et superimpositus artificialis oculus
undiquaque istas reliquias complectitur per-
fectius. Hinc scilicet vis movendi oculum artificialem proficiscitur potius, quam a palpebris.
Unde non potest non levior ac imperfectior
resultare motus oculi artificialis, cui nullæ
naturalis globi oculi, vel exiles modo, subs-
ternuntur reliquiæ. Sola pupilla, quæ mobilis
ad luminis gradus effici nequit, fraudem dete-
git, sed nonnisi diu et sub diverso luminis
gradu inspicientibus, eisque naturalis pupillæ
motus consciis : porro, quod facile et applicetur et removeatur, nec orbita et palpebris
excidat, nisi sub vehementi et convulsiva
quasi, sternutations aut vomitus, contentione.

Sed nec *incommoda* sunt reticenda : quod
singulis diebus imponendo et retrahendo atque
purgando negotium facessat : aliquando per-
vertatur in situ, atque sic ob disharmoniam
cum oculo sano hominem ludibrio exponat :
in atmosphæra fumosa, aut pulverulenta,
obscuretur brevi ac obnubiletur, nisi crebro
abstergatur, atque sic dulcedine, qua hodier-
nus orbis tantopere oblectatur, tabaci fumi
ob modo dictam rationem non minus, ac

ejusdem pulveris, naribus hauriendi, propter
sternutationis metum privet homines: quod
quidem impedimentum licet abstemiis risu,
amasiis tamen atque heluonibus tabaci lacry-
mis videtur excipiendum fervidissimis: quod
crebro et violenter tussientibus, aut, citra
pulveris tabaci usum, sternutantibus sponte
subitoque excidat. In orbita a tergo oculi artificialis in sentinam coacerventur impuritates,
labem partibus illaturæ contentis: ictu aliaque
injuria diffractus artificialis vitreus oculus graves palpebris, periostio et reliquis bulbi ocularii possit inferre læsiones, et quamvis e sóli-
diore conflatus materia, e. g. auro, argentove,
tamen gravissimæ impingat orbitæ, carunculæ lacrymali, reliquiis bulbi ocularii. In
casibus, ubi palpebra superior vel paralysi
laboret, vel mutilata sit, aut palpebra inferior laboret ectropio, aut fluxione perpetua
nimium madeat orbita, ne quidem somniare
liceat de applicatione oculi hypoblephari.

Sed hem *gravius* superest *opprobrium*! Non
enim illi solum, qui statim et perpetuo illius
gestatione molestantur atque dolent, sed ei
quoque, quibus per annos absque incommodo
fere portatur; periculum incurrere observan-
tur alterius sani oculi, in fluxiones et ophthal-
mias, cataractam, guttam serenam præci-
pitandi, vel tandem, quatenus nempe fricet,
atterat atque irritet magis magisque carunculam et glandulam lacrymalem, conjunctivam
et glandulas ciliares palpebrarum, reliquias
bulbi ocularii atque periostium orbitæ. Unde

celeber *Woolhusius* non tantum de se ipso,
sed et Biga celeberr. in Anglia ophtalmia-
trorum, *Partre suo* ac *Tubervillio* testatur,
quod nemini auctores et suasores esse voluerint, gestandi tales hypoblephares oculos artificiales : se enim ex aliorum erroribus frequen-
tissima didicisse experientia, tales homines
visum altero sano perdere oculo citius tar-
diusve. Incidere nonnunquam grave tale incom-
modum atque periculum non diffitetur quoque
famigeratiss. *Hiesterus,* loc. supra cit.

§. 16. Quænam *de his objectionibus nostra
mens* sit, aperiemus paucis. Non jactat quidem præses hujus disputationis tam frequen-
tem et per sexcenta confirmatam exempla
præsentis objecti experientiam, in nostris
regionibus rariorem, sed accuratæ suæ nihil-
ominus observationi in pluribus factæ confidit.
Scilicet *alii* per annos et lustra sine molestia,
damnoque, oculos suos artificiales hypoble-
pharos impune circumferunt, illisque, non
ex illis, commoriuntur, horum tamen *alii*
quotidiani laboris, pertæsi magis, quam super-
venientis aut imminentis mali atque periculi
metu capti, pudorem denique exuunt, et
deformes esse malunt, quam eo labore districti,
suum adjiciunt oculum adscititium. *Alii* vitia
artificis non satis apti atque felicis luunt potius,
quam oculi hypoblephari, qua talis. *Alii* denique revera tam sensiles sunt atque delicati, ut a
laudabili etiam oculo artificiali male habeant,
et vix una alteraque die, aliquando et hora,
citra dolorem ferre eum possint; et ne quidem

periculum facere audeant, annon successive
adsuescentes posthac facile et sine periculo sint
tolerati? Itaque sicuthis non modo non obtru-
dere, sed ne suadere quidem præsumimus
oculum hypoblepharum, ita aliis, quamdiu
nec dolore, nec fluxione concitatis altero, sano,
valent oculo, et rationibus certe κατ'ανθρωπων
abunde gravibus, retinere voluerint oculum
artificialem, denegare durum putamus; sed
attendant sedulo ad cautelas supra commenda-
tas necesse est omnino.—Cæterum fallucia non
causæ ut causæ heic etiam incidere potest.
Non sequitur absolute, si homini, qui plures
annos oculo usus est artificiali, sanus denique
pariter corrumpatur oculus, ergo artificialis
in culpa est. Quoties, quæso, accidit, quod
et nos plus semel observavimus, ut nullo un-
quam adhibito artificiali oculo in locum deperditi, sanus in communionem mali, ejusque
varii, ad cæcitatem collimantis imo perdu-
centis venerit, idque in morbis oculi tam ab
externa, quam interna causa ortis?—Quæ
vero sunt reliqua in contrarium allata § 15
argumenta, facile diluuntur ex eis ipsis,
quos præmisimus passim, fontibus.

§. 17. Benigniores experitur judices, respectu periculi certe, *ecblepharus oculus* artificialis, quamvis de cætero talpa cæciorem
oporteat esse, qui fraudem et ineptias artificii
non primo perspiciat obtutu atque derideat.
Si Paræi, quem omnes subsequi proponunt,
ideam, iconem et descriptionem, § 6. alle-
gatas, sequi velimus, *subsumere oportet primo*

talem artificialem oculum intelligi, qui palpebris adductis s. clausis imponi et apprimi
debeat extus; quamvis enim ea ipsius verba,
quibus innuit virgulae elasticae anteriorem
extremitatem latiusculam, aluta obductam
pictamque *vacuae orbitae* esse *obducendam*,
videantur hujus sub palpebras ad ostium orbitae
vacuae positionem inculcare, reliquus tamen
verborum contextus et ipsa machinae natura
hanc explicationem non admittunt, tantoque
minus, quod in icone istius oculi artificialis
delineatae et palpebrae, et harum anguli super-
flua adderentur opera, si oculus ille palpebris
subjectus, naturalibus palpebris jam satis
superque notaretur. Hinc igitur subsumimus
secundo, alutam illam candidam, extremo
virgulae elasticae latiori obductam, coloribus
exprimere debere palpebras, cilia, conjunctivam oculi, carunculam lacrymalem, tunicam corneam, iridem atque pupillam; *tertio*,
hanc laminam coloratam eum habere ambi-
tum, qui obtegendae superiori ac inferiori
palpebrae sufficiat, et denique *quarto*, quod
haec ipsa lamina mediante virgula elastica,
cui est continua, palpebris quantum satis
est, apprimatur atque appressa servetur. —
Verum enim vero praeter apertissimam dissi-
militudinem oculi naturalis, quae quantaque
alia sint ejus incommoda, quilibet facile pers-
picit? Circulus ille ferreus dimidium stringens
caput et ad angulum usque externum oculi
pertingens, quam erit pressione et strictura
molestus, si valide stringatur? quam vacillabit

et in lapsum prona fiet tota machina, si laxior ille sit? quam difficulter stabilietur super convexo cranio circulus ille, nisi convolutis spissioribus capillis transfixus obfirmetur? quam molesta erit lamina ferri palpebris impressa fortius? quam fugax, et brevi decolor erit oculi pictura, ipso madore, ex orbita per conniventes plorante palpebras brevi inquinanda, insugente illud humidum aluta.

§. 18. Neque in hujus machinæ emendatione tempus terere consultum ducimus. Sed, *si æger* ex quacunque causa vel non *debeat*, vel *nolit admittere oculum artificialem* hypoblepharum, *deformitatem* hiantis orbitæ *sic* facile *corrigendam* reputamus, ut nimirum adductis ad se invicem palpebris in medio occursus imponatur *vel* exilis orbiculus, e serico tenui nigro, gummi arabico perlitus ac siccatus, qualem vocant Galli *une mouche*, aut emplastro glutinante obductus, quo mediante firmiter conjunctæ serventur ambæ palpebræ: *vel* latior orbis ex holoferico nigro, cujus peripheria in parte aversa glutine, gummi aut emplastro glutinativo sit imbuta, palpebris affigatur extus, quod Woolhusii est consilium. — Quicunque vero alterutram ex ultimis hisce methodis amplectuntur, vel et deformitatis plane incurii nihil quidquam palpebris vel supponunt vel imponunt palliationis gratia, nihilo secius obstrictos se ad leges et cautelas, § 14. traditas, mundificandæ suæ oculi orbitæ sciunto, nisi ab honestiorum celebritate hominum jure meritoque excludi,

aut ex Scylla in Charybdin incidere malint,
aut in talem relegari mundum, ubi inter cæcos
luscus regnat.

Jam vero claudendi sunt rivuli, sat prata
biberunt, ne inverso illud Horatianum sensu
succinere cogamur:

> *amphora cœpit*
> *Institui , currente rota cur urceus exit ?*

Agrum ingredi nobismet ipsi videbamur in quo

> *Infelix lolium et steriles dominantur avenæ !*

Ast præter spem e tenui semente copiosior
effloruit messis. Si vero minus vendibili vino
hederam suspendimus, sic tamen suspendimus,
ut liberum cuique judicium haud inviti per-
mittamus.

Additam ab Edit. In hac Dissertatione
præcipue ostenditur visus præstantia, tum
forma, figura et materia, ac reliquæ qualitates
oculi artificialis, ejus quoque commoda, incommoda. Nil peculiare habet Hieron. de *Vigi-*
liis in biblioth. sua, vol. 2. p. 1291. nec Haller
in Select. Diss. chirurg. Joh. Paul. *Klincke* de
Diplopya. Gotting. 1774.

FIN.

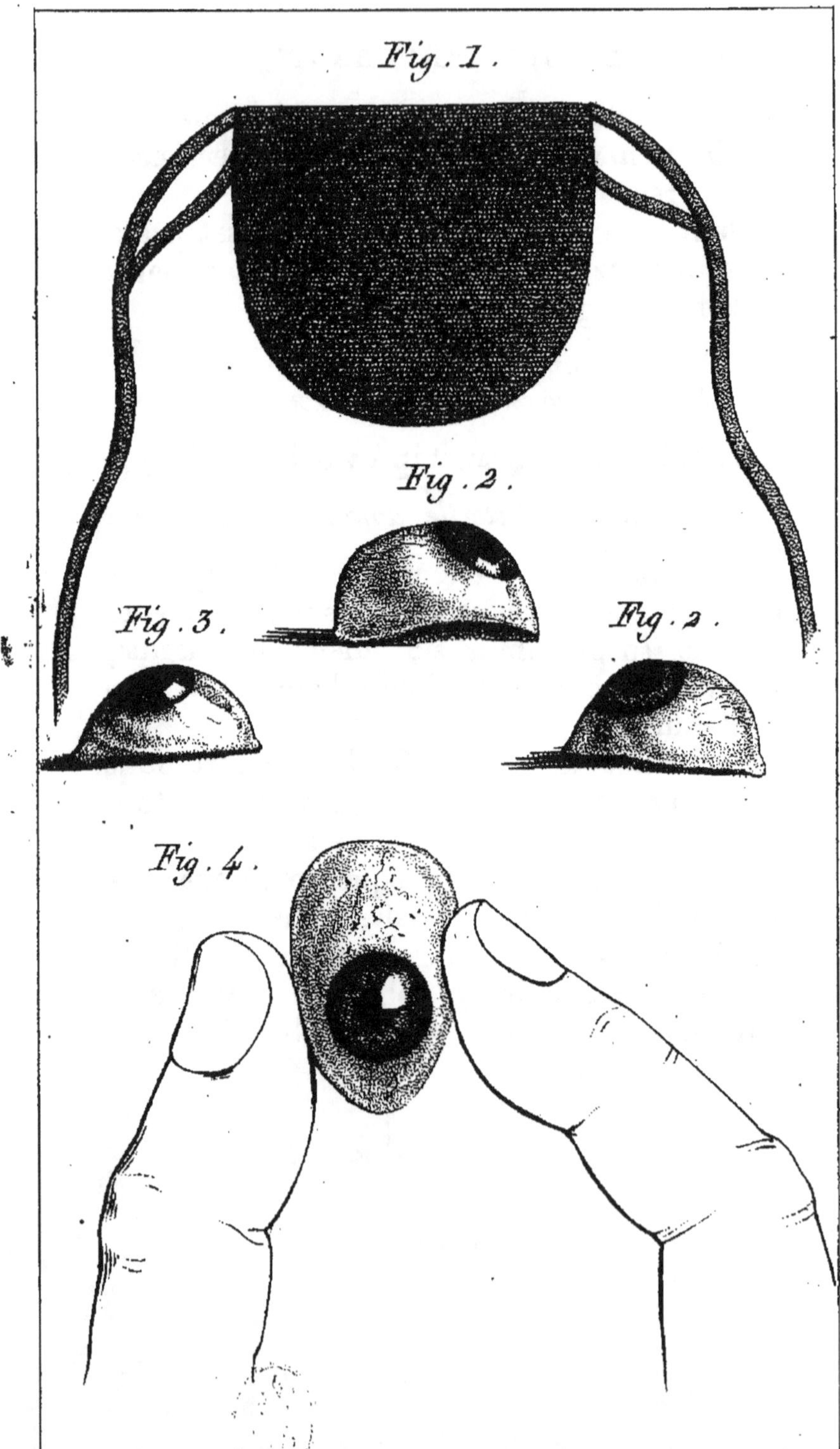

Pl. 1.
Fig. 1.
Fig. 2.
Fig. 3.
Fig. 2.
Fig. 4.

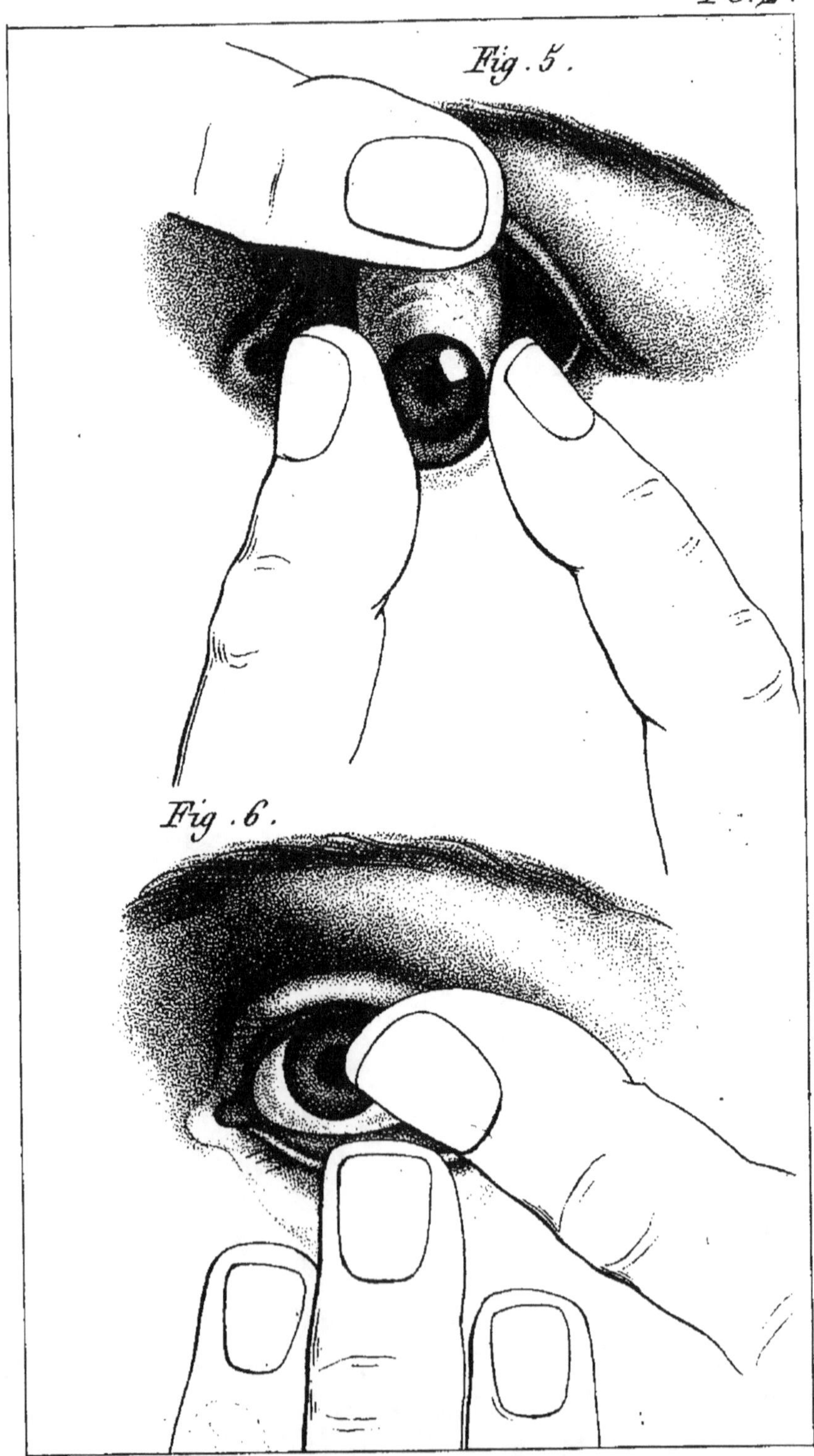
Fig. 5.
Fig. 6.

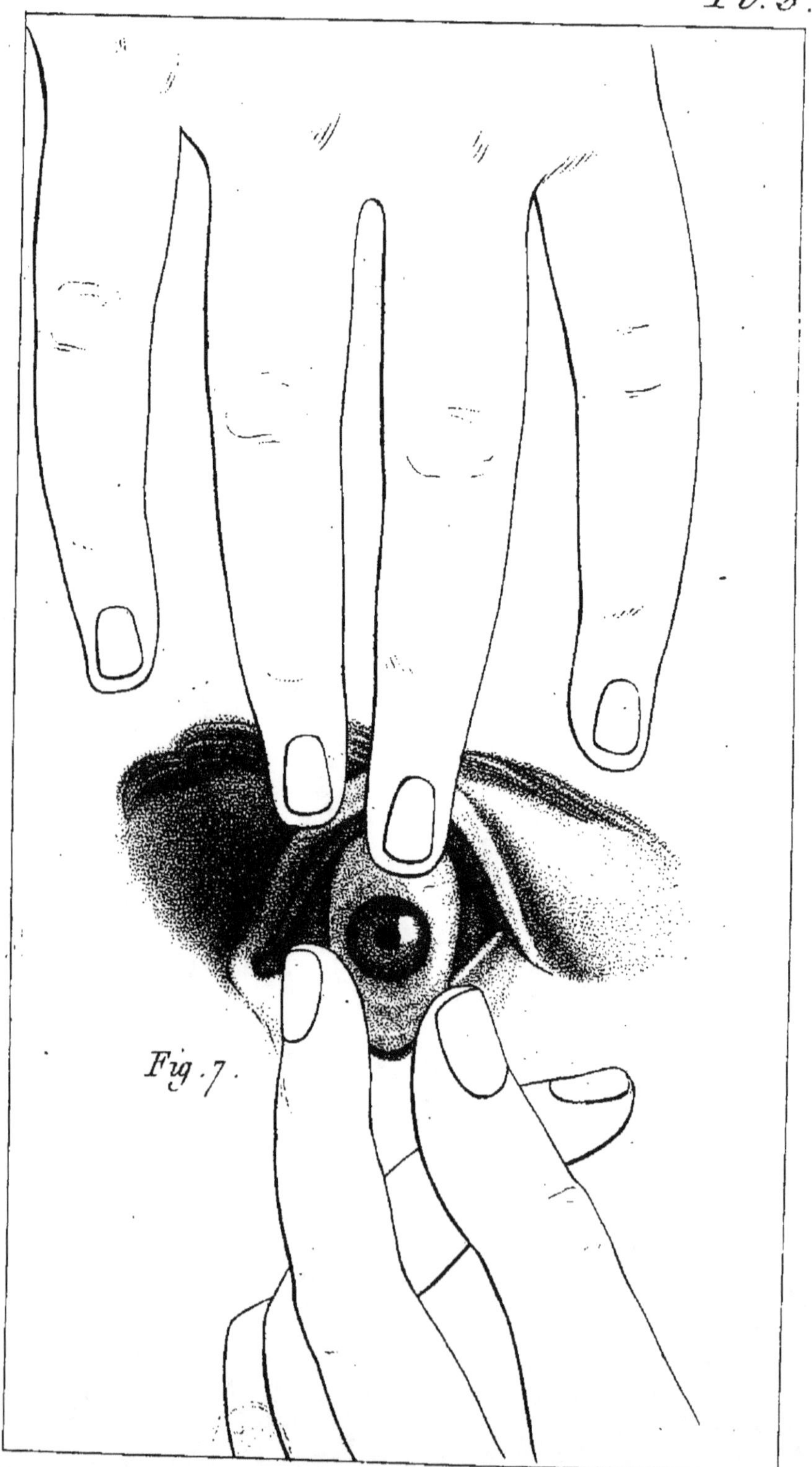

Pl. 3.
Fig. 7.

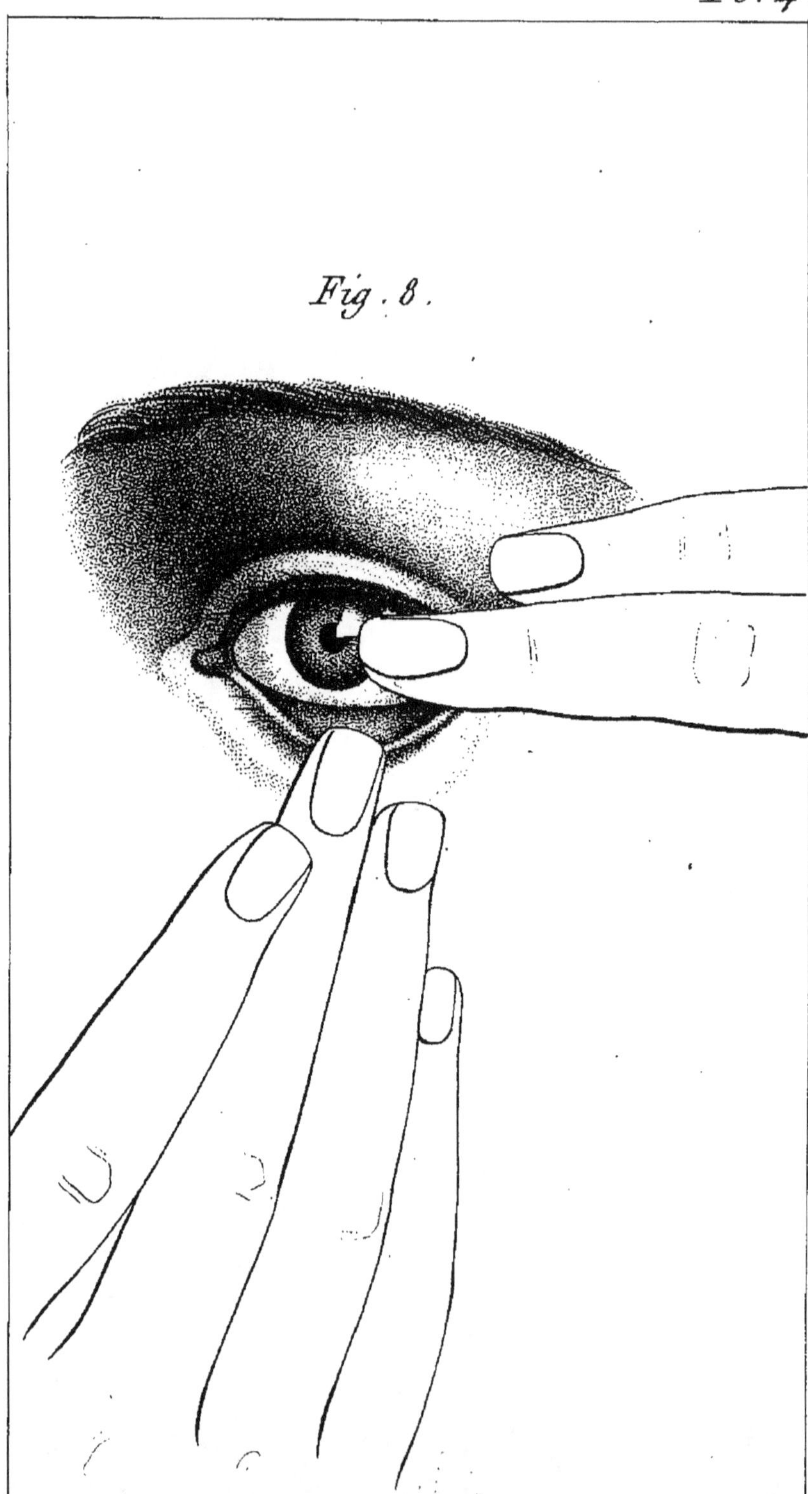

Fig. 8.

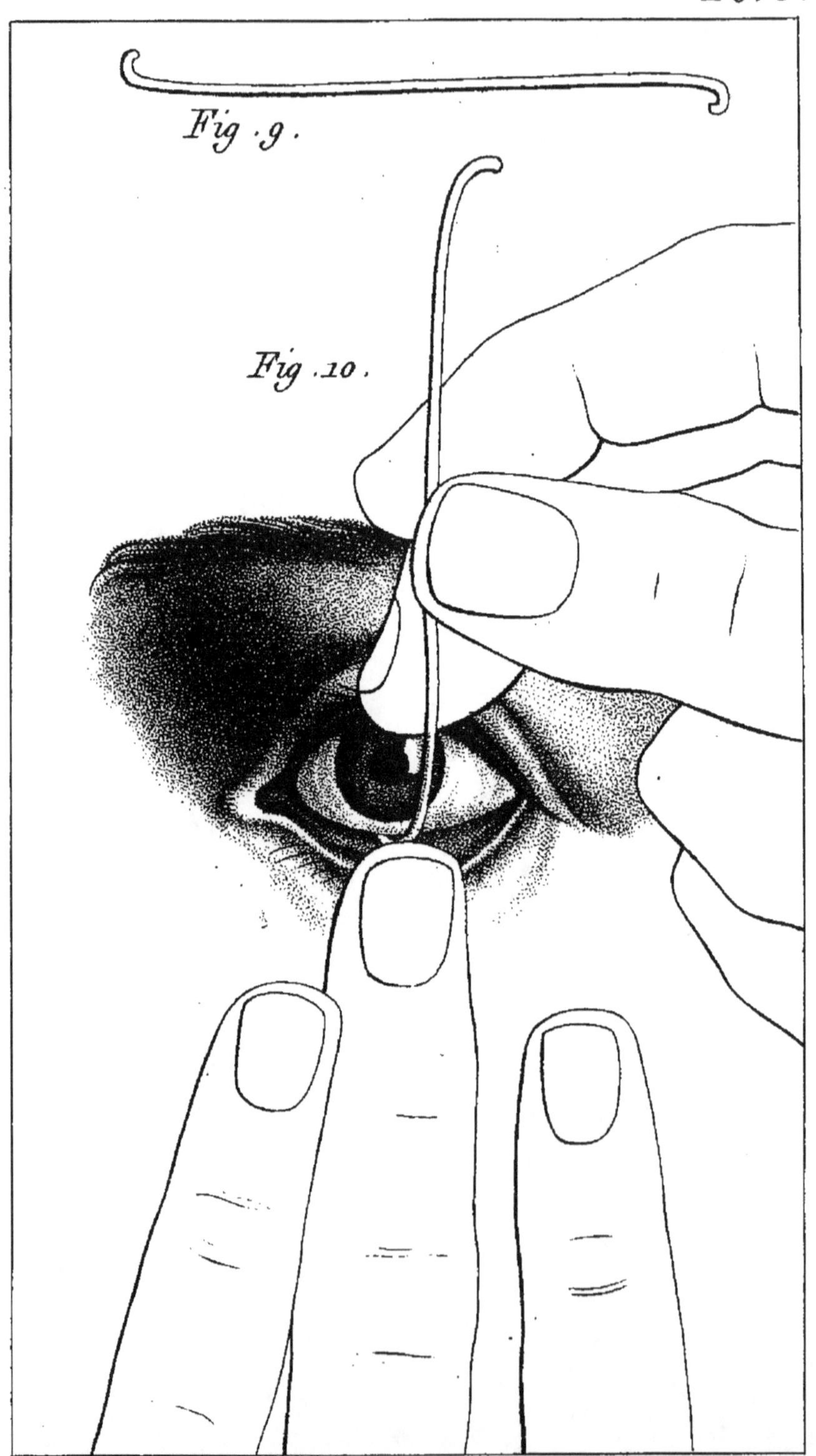

Fig .9 .
Fig .10 .

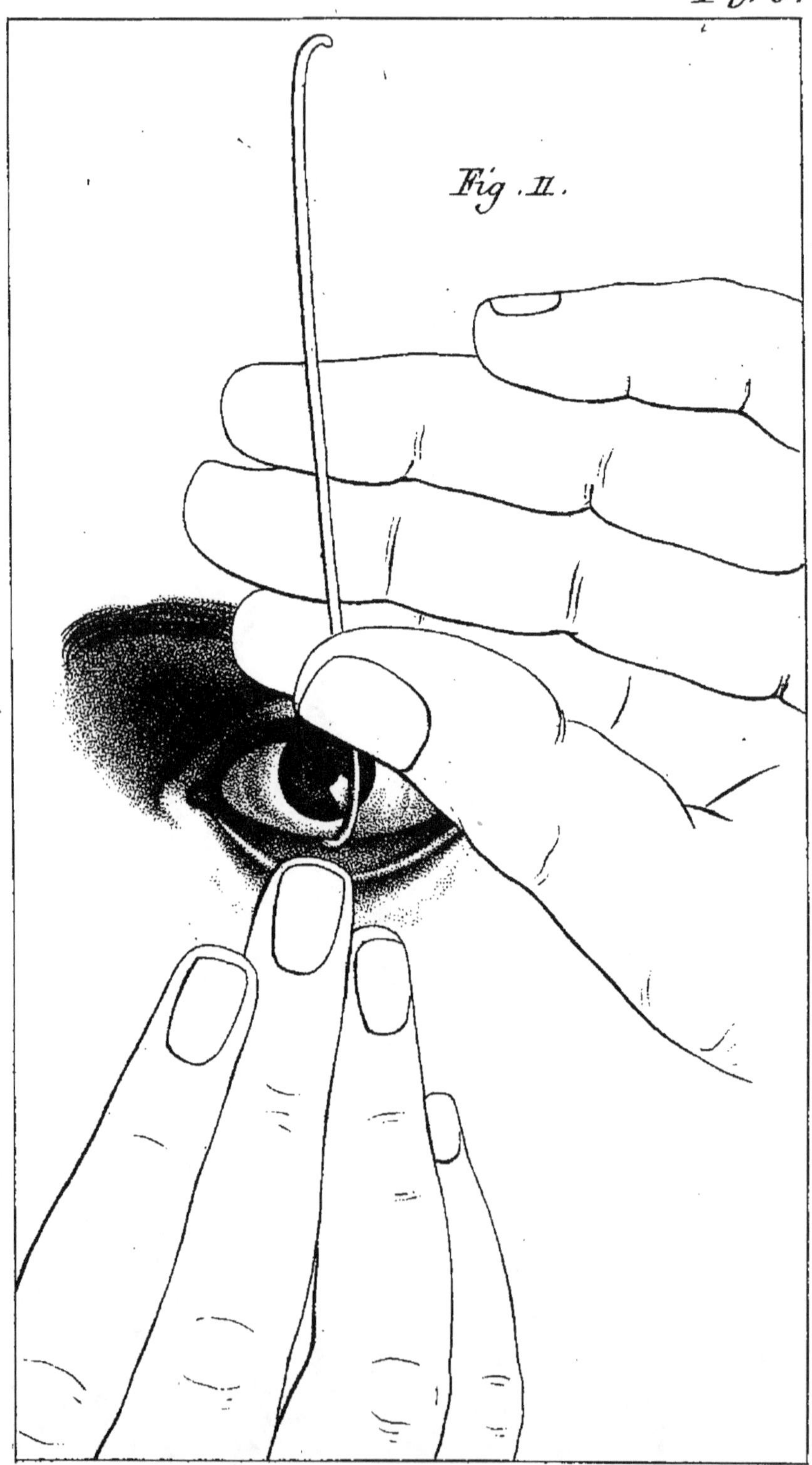

Pl. 6.
Fig. II.

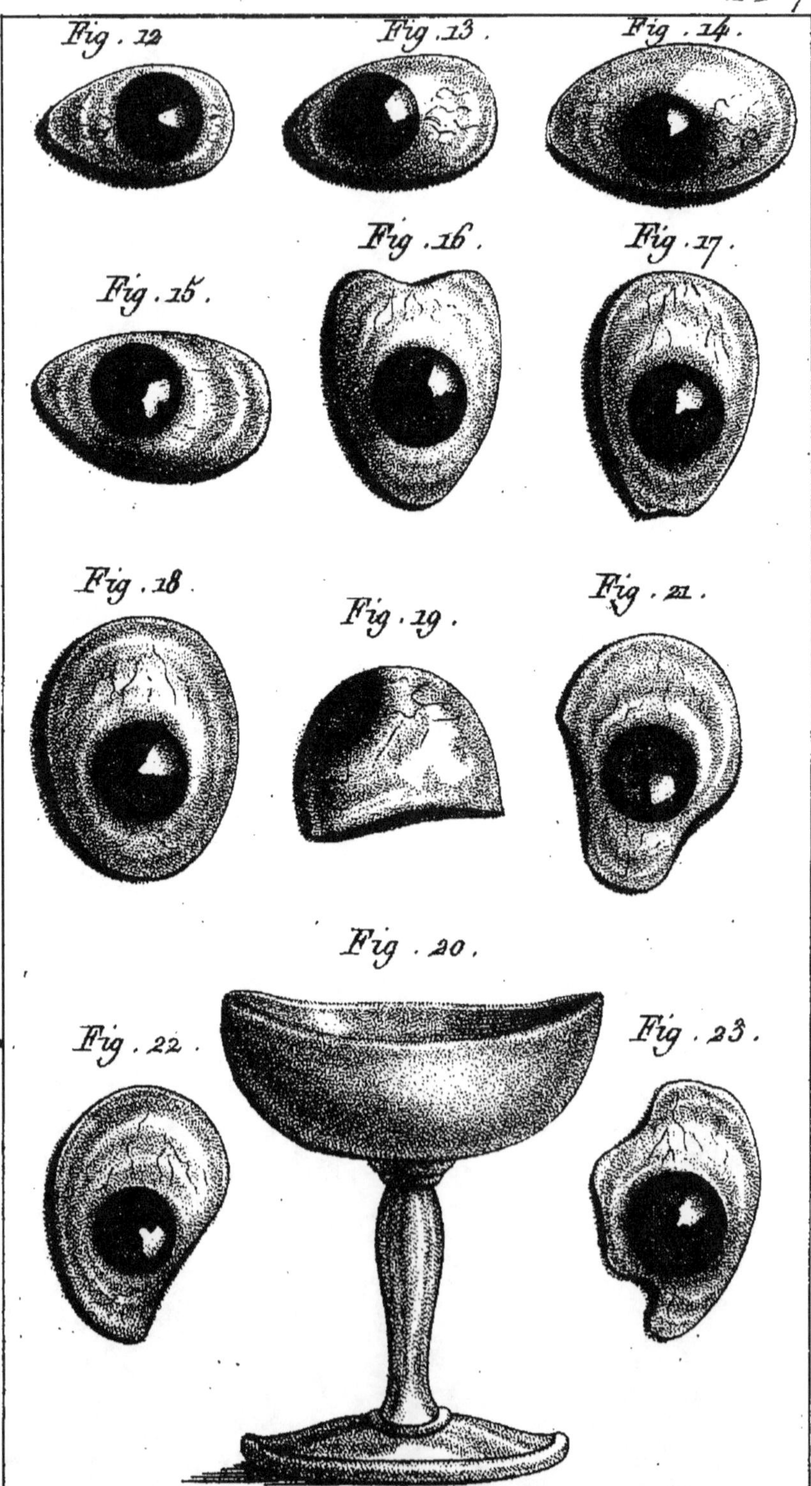

Fig. 12.
Fig. 13.
Fig. 14.
Fig. 15.
Fig. 16.
Fig. 17.
Fig. 18.
Fig. 19.
Fig. 21.
Fig. 20.
Fig. 22.
Fig. 23.